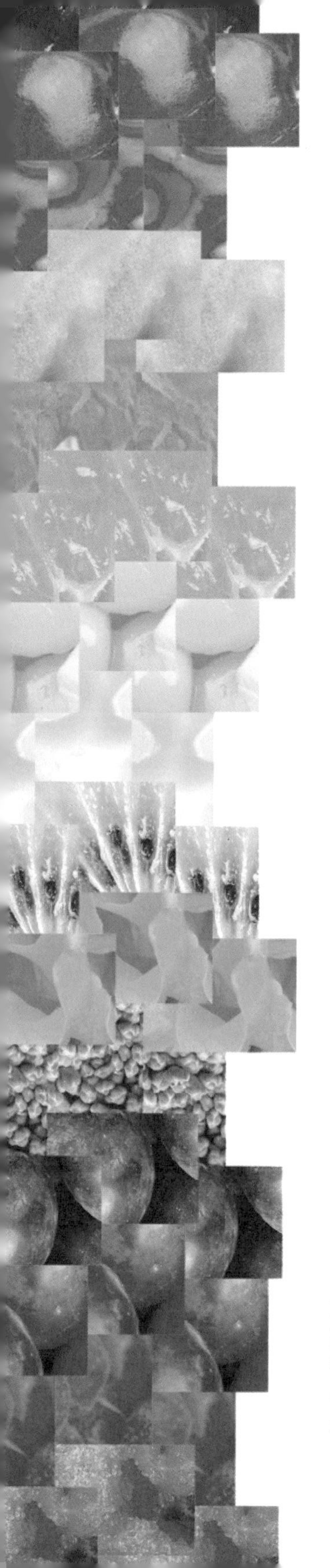

發現食物的超能力

莎拉・布魯爾醫生的食療處方籤

Eat Well Stay Well

本書內容是莎拉・布魯爾醫生多年來研究的精華彙集，其內容普遍適用於一般社會大眾；但由於個人體質多少有些互異，若在參閱、採用本書的建議後仍未能獲得改善或仍有所疑慮，建議您還是向專科醫師諮詢，才能為您的健康做好最佳的把關。

前言

「讓食物成為你的藥石，而藥石即為你的食物」，這句話可能是古希臘現代醫學之父——科斯島的希波克拉底——所流傳下來的最有名金句。希波克拉底堅信，健康的飲食是良好健康的基礎，更甚之，身體狀況不佳也可能是由飲食所引起。「如果你能靠食物醫好病人，就把你的藥留在藥劑師的藥罐裡。」他的如此告誡給了許多人獲救的機會，也讓他們獲得了當時所及的治療方法，包括鴉片、毒蕈菇以及利用水蛭施行大面積放血。

雖然希波克拉底活在大約2,500年前，但他認為營養是抵禦疾病之第一道防線的觀念卻已經領先了他的時代。當你擁有良好的飲食，你就能達到「一天一蘋果，醫生遠離我」的狀態；然而當你飲食不良時，就會像古埃及陵墓中所發現的象形文字描述那樣：「你所吃的食物有四分之一用來維持你的生命，其餘四分之三則是用來維持醫生的生計。」不過另一方面，馬克吐溫卻有著相反的建議，他說：「你愛吃什麼就吃什麼，就讓食物在你肚裡盡情地奮戰到底！」可遺憾的是，「奮戰到底」卻可能導致許多問題，包括消化不良、高膽固醇、糖尿病、痛風、膽結石等等，族繁不及備載。

你所攝取的飲食，提供了所有你身體生長、修復、成熟所需要的基礎材料，當這些基礎材料在理想的供給狀態下，你的細胞就能運作順暢，然而，當你缺乏關鍵營養素時，某些代謝途徑就會受損，於是細胞便不能如往常般有效運作，遂可能出現老化或衰退的早期跡象。雖然嚴重營養不良鮮少出現在西方

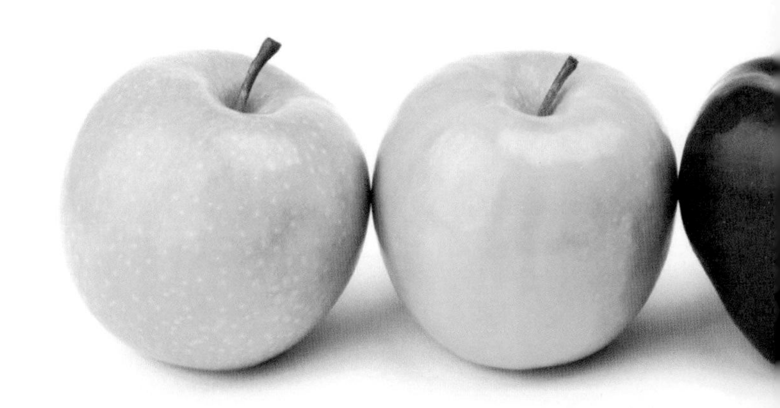

國家，但某些維他命與礦物質的低攝取，還是會增加許多長期健康狀況的發生風險，包括冠狀動脈心臟病、中風、骨質疏鬆、骨折以及某些癌症。

關於本書

「超級食物」也許是現在常見的用語，但撇開那些誇大的宣傳不談，有許多食物的確值得受到個別關注，因為這些食物所密集提供的營養具有非凡的營養特性。本書將在第一部針對這些提供驚人、全方位健康益處的關鍵食物加以評述，同時概述一下最新的科學研究，來呈現這些食物之所以被稱為「超級食物」的原因，這些飲食奇蹟都為你每日用來摧毀疾病的軍火庫提供了寶貴的補給品。

接著本書的第二部會深入了解50種常見的健康問題，從氣喘、偏頭痛到冠狀動脈心臟病以及類風濕性關節炎，探討什麼食物在這種情況下有益且合適，以及什麼食物最好要避免。這個部分依照病痛種類編排，讓你在需要時搜尋所需，提供清楚、直接的建議，幫助你立即採取行動，也提供了一些我最愛的食譜，既營養又美味，連同一般通用的健康小祕訣和建議，針對營養補充品提出派得上用場的幫助。

只要聰明選擇食物與關鍵的營養補充品，你就能在遵循營養醫學的準則下，預防、改善，甚至治療現今盛行的常見健康問題。帶著這本書的建議，你現在可以照著自己的方式來飲食，並獲得更好的健康，然後保持健康快樂到老。

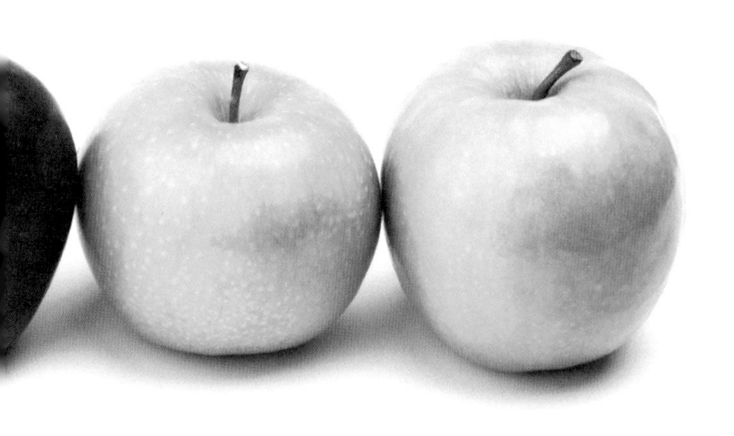

目錄 CONTENTS

PART 1
有益健康的超級食物

發掘20種超級食物對健康的好處，
讓它們成為你每日飲食的一部分。

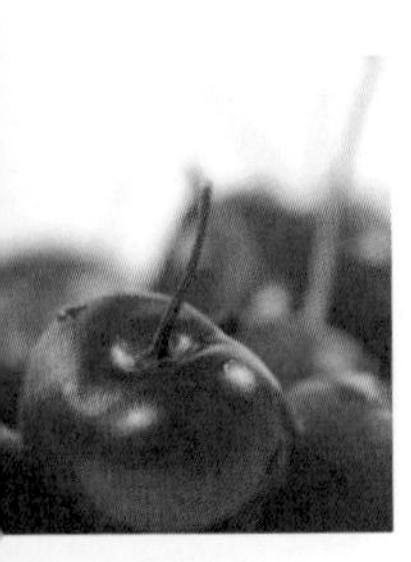
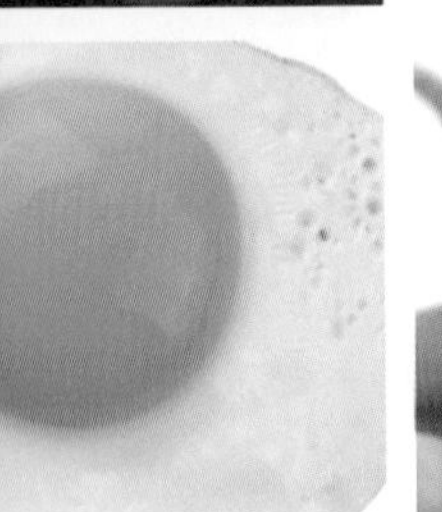
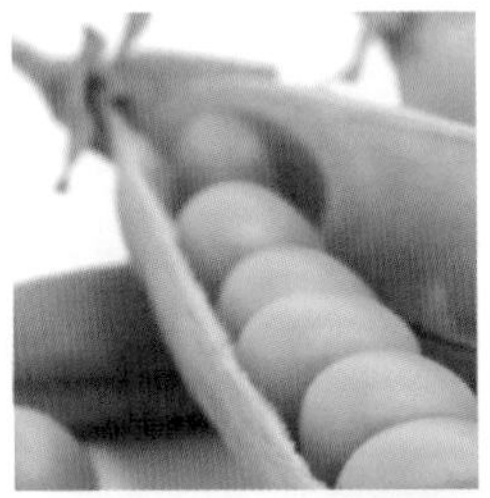
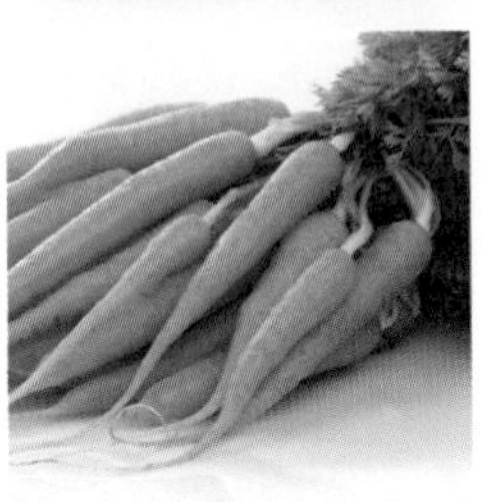
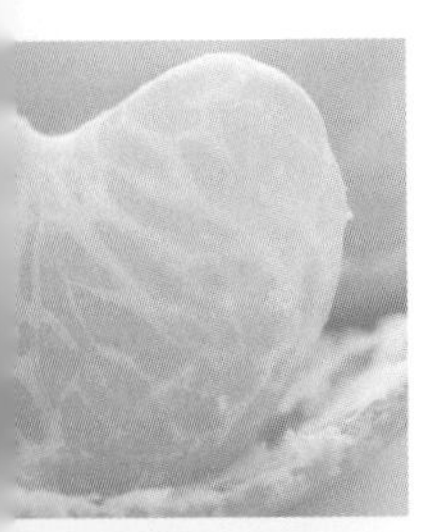
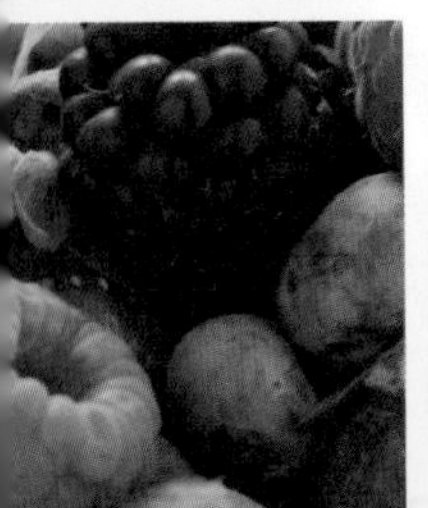
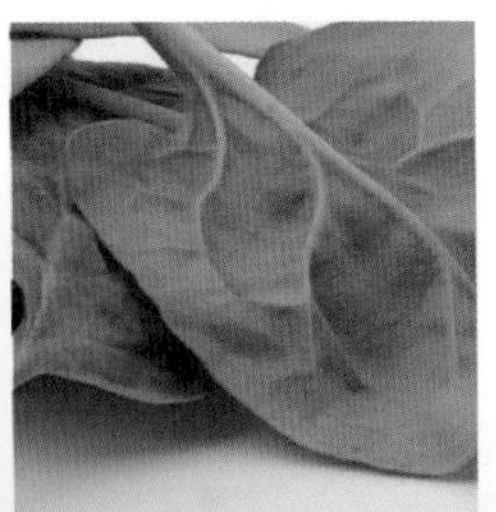
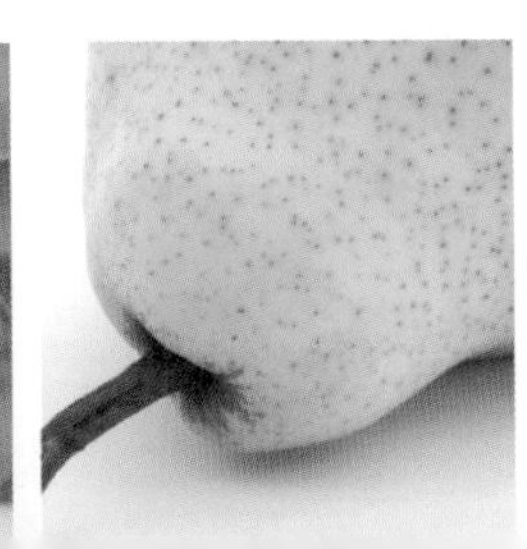

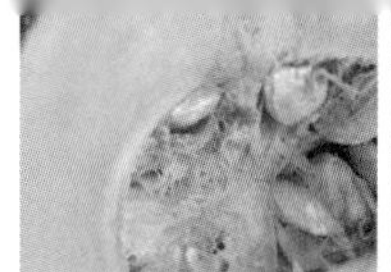
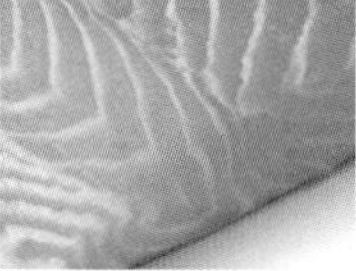
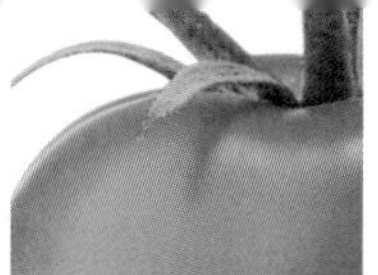
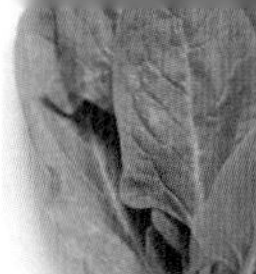
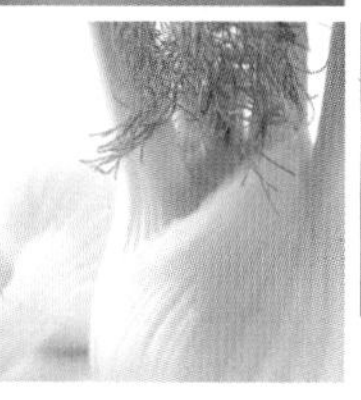
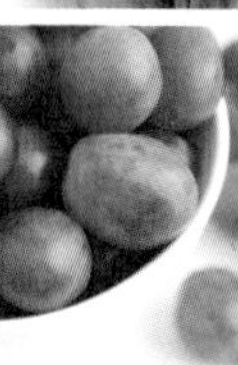

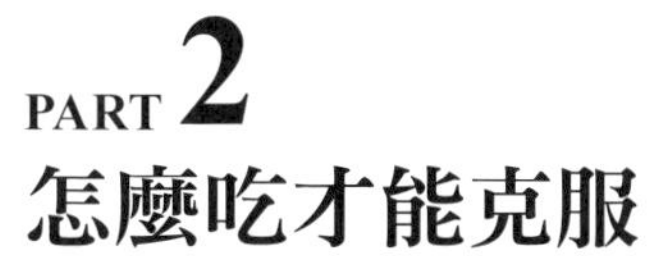

PART 2 怎麼吃才能克服

該吃什麼又該避免吃什麼，
才有助於緩解及預防50種常見病痛。

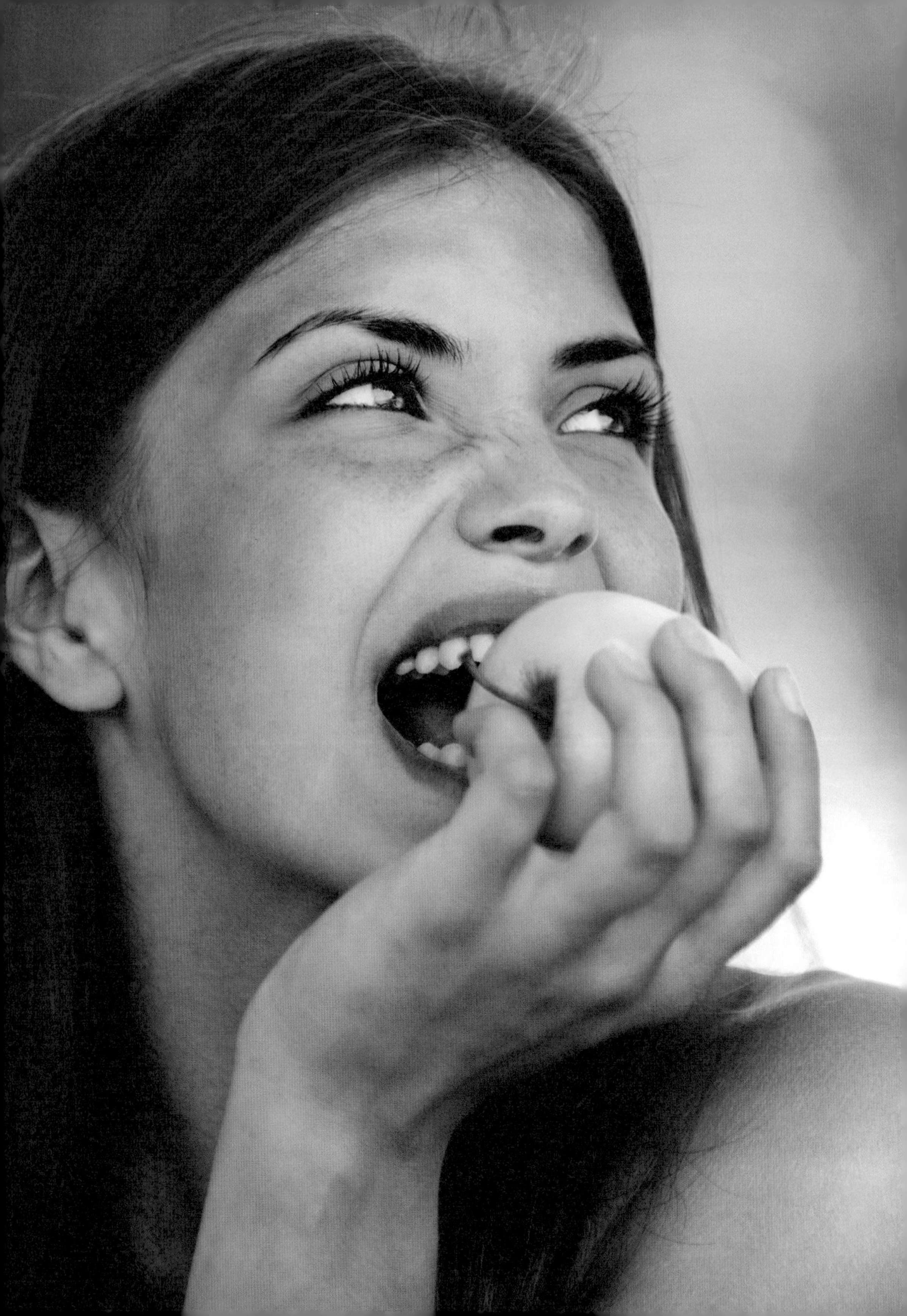

PART 1

有益健康的超級食物

SUPERFOODS FOR HEALTH

發掘20種超級食物對健康的好處，
讓它們成為你每日飲食的一部分。

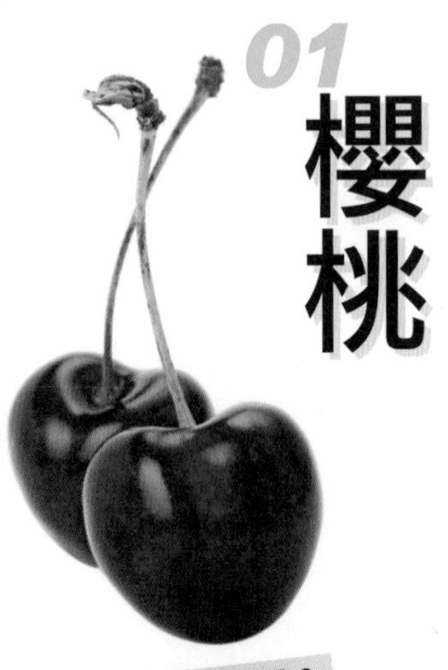

01 櫻桃

櫻桃的顏色很多，從黃色、粉紅色到亮紅色與紫黑色，全都是抗氧化花色素苷（anthocyanins）的豐富來源，包括綠原酸（chlorogenic acid）、槲皮素（quercetin）與山柰酚（kaempferol），櫻桃也是維他命C與鉀的不錯來源。

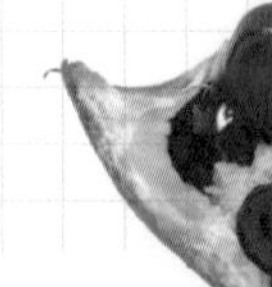

你知道嗎？

酸櫻桃（tart cherry）是少數富含褪黑激素的飲食來源之一，而褪黑激素是一種晚上有助於促進良好睡眠品質的荷爾蒙。

試試看

吃新鮮或冷凍保存的櫻桃時，可以與優格、木斯里（muesli）什錦麥片、鮮乳酪（fromage frais）、水果沙拉或任何甜點搭配。把櫻桃去籽壓成果泥，做成鮮紅色的稀果醬，倒在冷凍優格或其他甜點上。也可以加進鮮果奶昔或櫻桃汁裡，並用蘋果汁稀釋，就可以做出使人活力充沛、富含抗氧化劑的飲品。或是把去籽的櫻桃沾上溶化的黑巧克力，也可以做成一道健康的飯後小點。

實證

氣喘 ▶ 多攝取富含槲皮素的食物，包括新鮮的櫻桃，罹患氣喘的風險較低。另外，罹患氣喘、飲食富含維他命C的幼童，氣喘產生的哮喘聲明顯比攝取少的人少。

心臟疾病 ▶ 櫻桃的抗氧化劑可以保護血管遠離氧化壓力（oxidative stress），以及因為單核細胞趨化蛋白-1（monocyte chemoattractant protein-1, MCP-1）之低表現量所造成的動脈狹窄（動脈粥樣硬化）。

關節炎 ▶ 櫻桃汁可以降低體內炎性化學物質的表現量，例如甲型腫瘤壞死因子（TNF-alpha），並抑制產生炎症的環氧合酶（COX-1與COX-2）作用來減少因關節炎而產生的疼痛與炎症，其作用類似於阿斯匹靈。

痛風 ▶ 每天吃250公克的黑櫻桃，或服用濃縮的櫻桃萃取物，其降低尿酸值的效果足以預防痛風發生。

失眠 ▶ 蒙莫朗西（Montmorency）酸櫻桃汁能增加褪黑激素（melatonin）──負責調節睡眠的天然荷爾蒙──來改善睡眠品質。

情緒 ▶ 櫻桃汁含有色胺酸（tryptophan）、血清素（serotonin）與褪黑激素，可調節情緒、減少焦慮，並降低稱為「壓力荷爾蒙」的皮質素（cortisol）分泌。

肌肉恢復 ▶ 蒙莫朗西酸櫻桃汁已經被證實能夠在高強度運動後減少肌肉損傷並加速肌肉復原，這大概是因為減少氧化傷害的緣故。

02

石榴

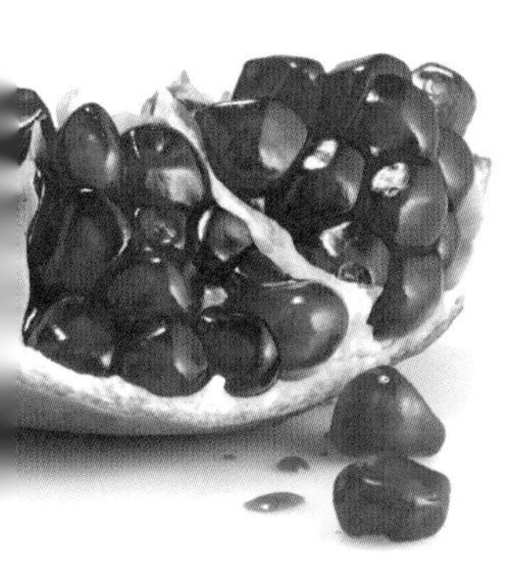

石榴的肉質籽（種子外殼）含有紅寶石般色澤的汁液，通常富含抗氧化劑，包括一種獨特的丹寧酸複合物，稱為「安石榴苷」（punicalagins）。它潛在的抗氧化劑比紅酒和綠茶高出2～3倍，只要吃下半顆石榴（100克）就會有活氧指數（Oxygen Radical Absorbance Capacity, ORAC）高達10,500的抗氧化劑含量。

實證

血壓 ▶ 石榴汁可以促進一氧化氮產生，藉此幫助血管放鬆，改善動脈舒張。一天兩次，每次只要喝50毫升的石榴汁，就可以阻斷血管收縮素轉化酶（angiotensin-converting enzyme, ACE）的作用，降低5%的血管收縮壓，這個轉化酶是許多降血壓用藥的針對目標。

膽固醇 ▶ 每天喝一杯石榴汁可以減少「壞的」低密度脂蛋白膽固醇（LDL-cholesterol，見42頁），使硬化的動脈血管恢復彈性。

動脈疾病 ▶ 根據一項研究，冠狀動脈心臟病患者每日攝取240毫升的石榴汁，持續三個月後，比起服用安慰劑而症狀惡化的相似患者，其心肌的血流供應有明顯的改善。而另一項研究發現，每日攝取石榴汁，持續一年後可減少高達35%的頸動脈內膜厚度，同時，未攝取果汁的實驗控制組，其頸動脈內膜厚度則增加10%。

牙菌斑 ▶ 石榴的果實萃取物對形成牙菌斑的細菌具有抑制作用，有助於減少蛀牙發生。

你知道嗎？

印度《愛經》（*Kama Sutra*）建議把這個羞紅的圓球果實分成兩半後分享，可以提升熱情和生育力！

試試看

你可以找石榴果汁飲品來喝或自己動手榨汁，把石榴籽加進任何一種沙拉，或試試西洋菜、洋梨與石榴的組合：抓一把西洋菜跟切碎的熟洋梨，以及些許核桃和半顆熟石榴的籽拌勻；用少許核桃油、巴薩米克醋與黑胡椒調味。果實對半切開，用不鋒利的大頭針把石榴籽一顆顆挑出來也很有療癒效果！

03

蘋果

蘋果是膳食來源中抗氧化之類黃酮多酚（antioxidant flavonoid polyphenol）含量最豐富的食物之一，像是槲皮素這種幫助消炎的黃酮類化合物，而且還提供了果膠這種可溶性纖維，能阻擋腸道吸收膽固醇，是鎂與硼這些人體維持健康所必需之礦物質的良好來源。

你知道嗎？

紅蘋果明顯比青蘋果提供更多的抗氧化劑。你可以清洗蘋果但不要削皮，因為集中於果皮的多酚含量是果肉的五倍之多，而帶渣的蘋果汁會比濾過的清澈蘋果汁含有更多的抗氧化劑。

試試看

你可以把磨碎的蘋果與檸檬汁混合，以防止氧化變色，再加到沙拉或涼拌高麗菜中。脫水的蘋果圈或烤蘋果奶酥也能當作美味的零食，或是做成什錦果麥（Bircher muesli）：將一湯匙的大燕麥片泡在三湯匙的水中一晚，要吃的時候，再加一湯匙檸檬汁與三湯匙添加益生菌的機能優格（bio yogurt），以及200公克的碎蘋果果肉。（不要削皮！）

實證

長壽▶不管年齡多大，一天吃一顆蘋果都能降低各種原因的死亡風險，與一天食用少於一顆蘋果的族群相比，風險降低了三分之一。蘋果特別能保護人體免於冠狀動脈心臟病與中風的襲擊，那些吃最多蘋果的人，罹患血栓性腦中風的風險比其他人低了41%。

膽固醇與體重控制▶研究160名每天吃一顆蘋果的女性長達一年，發現她們的「壞膽固醇」，即低密度脂蛋白膽固醇，降低了將近四分之一，而且她們體內的炎症反應指標——C-反應蛋白（C-reactive protein）——降低了三分之一。即便蘋果本身會提供額外的熱量，但她們每個人的體重卻也少了大約1.5公斤。

血糖控制▶就算是甜蘋果，也具備相對較低的升糖指數（glycemic index, GI），有助於穩定血糖濃度，因為它的甜度大部分是來自於果實的糖分——果糖（fructose）。蘋果的類黃酮能保護胰臟中製造胰島素的細胞，使人們免於葡萄糖耐受不良所產生的漸進式傷害。一項涵蓋38,000名女性的研究結果發現，那些一天至少吃一顆蘋果的人，罹患第二型糖尿病（type 2 diabetes）的可能性比不吃蘋果的人少了28%。

骨關節炎▶吃一顆大蘋果（100公克）所提供的抗氧化好處，等同於1,500毫克用來對抗關節發炎的維他命C。

04

莓果

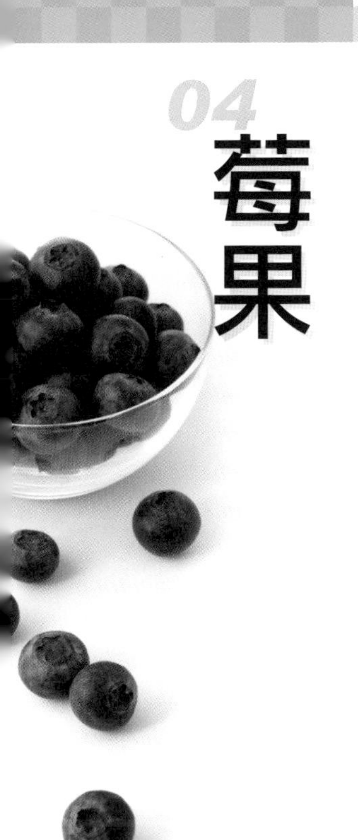

莓果有各式各樣不同的大小、顏色與風味，除了大家所熟知的黑加侖、草莓和黑莓之外，其他比較不常見的巴西莓、沙棘果、黑覆盆子等，也都能提供關鍵的健康效益。

實證

止痛劑 ▶ 巴西莓是抗氧化劑含量格外豐富的來源，抗氧化劑能抑制引發疼痛和炎症的酶作用。食用巴西莓果漿已經被證明具有類似於非類固醇消炎止痛藥物（NSAIDs）的消炎止痛效果，只是效果比較薄弱。

肺功能 藍莓的抗氧化指數在所有水果當中名列前茅，經常食用有益於肺功能，能改善氣喘症狀，同時防止某些吸菸引起的損害。

血壓 ▶ 山桑子含有抗氧化劑花青素（anthocyanidins），例如桃金娘素（myrtillin），經常攝取能降低血壓，抑制血管收縮素轉化酶。

感冒 ▶ 接骨木莓含有很強的抗病毒物質，可以明顯縮短感冒或流感的患病時間。

肌肉僵硬 ▶ 黑加侖是花色素苷的豐富來源，花色素苷被發現可以增加末梢血流並減少肌肉疲勞，藉此來減緩打字員的肩膀僵硬。

泌尿道感染 ▶ 蔓越莓含有一種稱為「抗黏附素」（anti-adhesins）的物質，能防止細菌黏附到襯於尿道壁上的細胞。有一綜合十項研究的分析，研究對象超過一千人，發現蔓越莓產品在降低女性泌尿道感染的復發率方面，明顯比安慰劑來得有效。

乾眼症 ▶ 沙棘果含有omega-3、omega-6、omega-7以及omega-9脂肪酸的油性混合物，隨機對照試驗（RCT）顯示，連續三個月每天攝取2公克沙棘果油，可以減緩乾眼症患者眼睛紅與眼睛灼熱的症狀。沙棘果也用於幫助改善女性私處乾澀的問題。

痛風 ▶ 每天吃一把深紫黑色的莓果，足以降低尿酸值，防止痛風侵襲。

你知道嗎？

歐洲有些地區把山桑子的萃取物列為術後的處方用藥，用於減少病患的大量失血。

試試看

你可以吃新鮮或冷凍保存的莓果，也可以把莓果加進優格、木斯里什錦麥片、鮮乳酪、水果沙拉或任何甜點。還可以把莓果磨成果泥，做成稀果醬，或用蘋果汁來稀釋莓果汁，做成一款使人活力充沛、富含抗氧化劑的飲品。

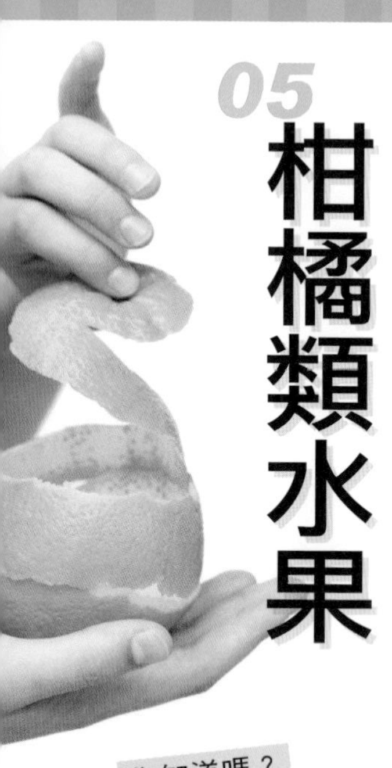

05

柑橘類水果

檸檬、萊姆、葡萄柚與柳橙這些柑橘類水果，都被視為優質的維他命C來源而為人所熟知，只要一顆就能提供你一天的所需，但其實它們也提供了獨特的柑橘生物類黃酮（citrus bioflavonoids），像是檸烯（limonene）、橙皮苷（hesperidin）、福橘素（tangeritin）和柚皮素（naringenin），這些都有消炎與抗癌的特性。

實證

氣喘 ▶ 經常在冬天吃柑橘類水果的兒童，會比一週食用不足一次的人，較不容易產生氣喘的哮喘聲。

膽固醇 ▶ 位於柑橘類水果果皮與果肉之間的中果皮（pith）與果肉之間的內果皮（membrane）是果膠的豐富來源，這種果膠是一種可溶性纖維，能降低膽固醇值。葡萄柚還含有苦澀的柚皮素，具有降低膽固醇的特性，白肉與紅肉的葡萄柚汁都能降低低密度脂蛋白膽固醇，白肉品種為7%，紅肉品種為15%，而紅肉葡萄柚能降低17%的三酸甘油脂，白肉則是5%。

血壓 ▶ 柳橙是鉀的豐富來源，一顆就能提供成人10%的每日建議攝取量，而鉀能讓鈉經由腎臟排泄，藉此減少體液瀦留並降低血壓。有一項關於白金柚（Sweetie）——葡萄柚與柚子的交配種——的研究指出，每天喝500毫升能明顯降低高血壓患者的血壓，在五週之內從平均的142／89毫米汞柱降至136／81毫米汞柱（參閱第50頁）。

癌症 ▶ 柑橘類水果中的類檸檬素（limonoids）與檸烯，已在實驗室的癌細胞測試中，被證明具有抗癌特質。許多研究指出，多攝取柑橘類水果的人，比較不會得到胰臟癌與胃癌這些癌症。

糖尿病 ▶ 紅肉的血橙（blood orange）含有促進胰島素分泌的物質，可以改善葡萄糖耐受度。

注意事項 葡萄柚的柚皮素會干擾某些藥物的代謝，增加副作用的風險，請詳閱藥物所附的使用說明。

你知道嗎？

柳橙還提供了水果中不常見的硫胺素（thiamin）與天然葉酸（folate），是兩種重要的維他命B群。用餐搭配柳橙汁，額外的好處就是有助於加速吸收飲食中的鐵。

試試看

你可以一天至少吃一顆柑橘類水果，並飲用新鮮現榨的果汁。把萊姆汁當作為調味料來減少鹽的使用需求，也可以做道柑橘鱒魚：把鱒魚的魚柳醃漬在一顆柳橙與一顆檸檬的果汁與果皮屑（zest）當中，再以新鮮現磨的黑胡椒加以調味，並加上一把切碎的新鮮荷蘭芹，然後烘烤或燒烤20分鐘，直到魚肉熟透。

06 葡萄

習慣於病後康復期食用的黑葡萄，長久以來都與良好健康相關，它們含有強力的抗氧化劑花青素和植物生化素（phytochemicals），例如白藜蘆醇（resveratrol）與紫檀芪（pterostilbene），再加上鉀、鎂以及微量礦物質的硼與銅。綠色跟（粉）紅色葡萄所含的深紅色素——花青素——也許較少，但他們的無色抗氧化劑——原花色素（proanthocyanidins）——含量還是很豐富，可以提供相近的健康效益。

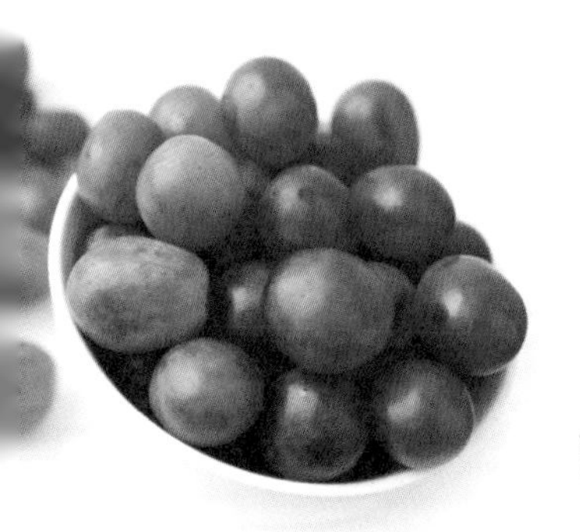

你知道嗎？

雖然一顆葡萄的葡萄籽只占不到5%的重量，但它們卻含有葡萄裡的三分之二類黃酮含量。

試試看

不管是新鮮的葡萄還是乾燥的葡萄乾、醋栗果乾或蘇丹娜葡萄乾，你可以拿一把葡萄來當作健康的零食吃，或喝一杯紅葡萄汁，純的葡萄汁或混合其他果汁的葡萄汁都可以。或者把葡萄汁用於自製的果凍或新鮮的水果沙拉：把黑色無籽葡萄、橘瓣、熟洋梨、甜瓜和香蕉切碎，倒入半高的紅色或綠色葡萄汁浸泡即可端上桌。

實證

氣喘 ▶ 吃很多葡萄的兒童，比較不容易產生呼吸哮喘聲或鼻炎（rhinitis）。

血壓 ▶ 葡萄的類黃酮能降低血壓，因為它在舒緩動脈內壁的平滑肌時，會跟著稀釋血液，同時阻斷血管收縮素轉化酶的活動，而這種轉化酶也是降血壓藥物鎖定的目標。一項研究指出，每天喝大約300毫升的康歌（Concord）紅葡萄汁，八週後能降低平均7.2／6.2毫米汞柱的血壓。

血液循環 ▶ 葡萄籽中的抗氧化劑類黃酮跟葡萄汁與葡萄酒中的類似，它們都有益於血液循環，因為能夠抑制「壞的」低密度脂蛋白膽固醇氧化，以及有害血栓形成，並放鬆血管內壁，而且還能強化脆弱的微血管，保護細胞結構免於氧化傷害。葡萄籽的萃取物可以從錠狀的營養補充品取得。

癌症 ▶ 葡萄是鞣花酸（ellagic acid）、白皮杉醇（piceatannol）與白藜蘆醇等物質的來源，而這些物質都已經在實驗室的測試中，顯示具有抗癌效果。

07 番茄

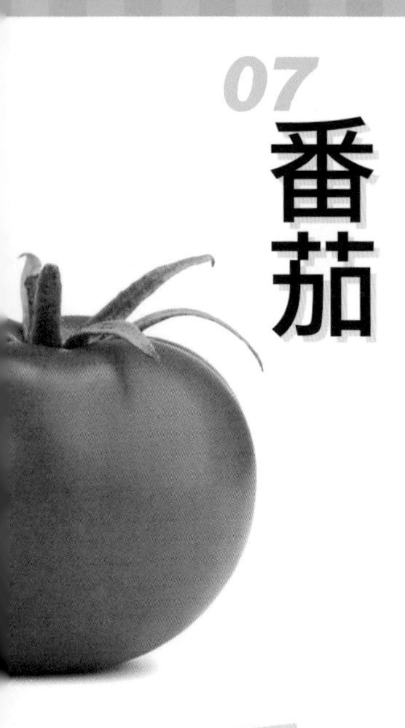

番茄含有一種稱為「茄紅素」（lycopene）的紅色素，能保護植物免於晒傷，是一種強力的抗氧化劑，除此之外，也能幫助我們的皮膚免於陽光曝晒。番茄烹煮過後會比生番茄多釋放出五倍以上的茄紅素，所以番茄醬與（濃縮）番茄濃湯是茄紅素的豐富飲食來源。

你知道嗎？

因為茄紅素是脂溶性，所以灑一些橄欖油在瑪格莉特披薩上，可以增加茄紅素的膳食吸收達三倍之多。

試試看

你可以喝番茄汁或以番茄為基底做湯、燉菜以及製作醬料：把切半的新鮮番茄排在淺盤上，灑上一些橄欖油與奧勒岡葉，以及拍碎的大蒜，然後烘烤30分鐘；接著放進攪拌機快速攪拌，就能做出新鮮的義大利麵醬料。你也可以把烤過的番茄跟魚和肉類一起端上桌。

實證

心臟疾病 ▶ 茄紅素能減少「壞的」低密度脂蛋白膽固醇氧化，這種膽固醇與動脈粥樣硬化（atherosclerosis）息息相關，會讓動脈變得又硬又窄。茄紅素還能避免異常的血栓形成，改善高達50%的動脈血管彈性。定期吃番茄和番茄製品的人，與不常吃番茄的人相比，至少有三分之一的人比較不會得到冠狀動脈心臟病。

癌症 ▶ 茄紅素是一種高效抗氧化劑，食用一份番茄能在24小時內減少高達50%的DNA氧化性損傷，所以吃最多番茄而且血液中茄紅素含量最高的人，最不可能罹患口腔、食道、胃、肺、結腸、直腸、子宮頸、前列腺這些部位的癌症。男性每週食用10份以上的番茄製品，比起每週食用少於1.5份的男性，罹患前列腺癌的風險可降低三分之一。而體內茄紅素含量最高的女性，子宮頸抹片發生異常的可能性，也比茄紅素含量很低的女性低五倍。

老年性黃斑部病變 ▶ 攝取少量茄紅素的人，罹患老年性黃斑部病變（參閱第70頁）的風險是高量攝取者的二倍以上。

氣喘 ▶ 番茄食用量高的女性，罹患氣喘的可能性比食用量很低的女性低15%，而茄紅素還能預防運動誘發型氣喘（exercise-induced asthma）。

皮膚 ▶ 暴露在紫外線下會耗盡皮膚裡的茄紅素，可見茄紅素對於保護皮膚免於日照傷害很重要。

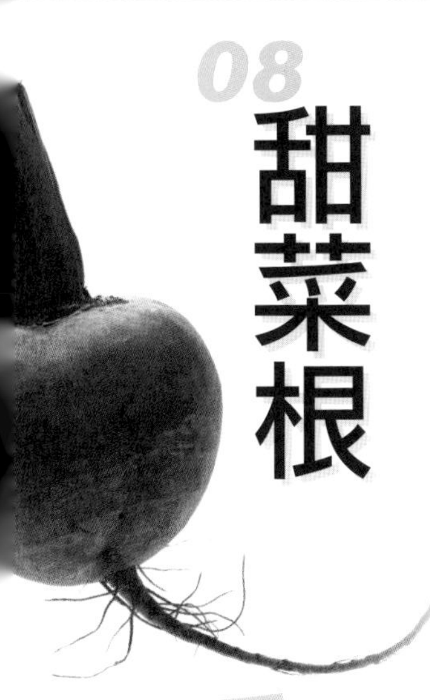

08 甜菜根

這些暗紅色的根莖類蔬菜，有一種香甜的泥土味，是抗氧化劑植物生化素（phytochemicals）的豐富來源。甜菜根不像其他大部分的暗紫色植物，其深色並非來自於花色素苷的色素，而是來自「甜菜苷」（betanin）這種紅色色素。甜菜苷為水溶性，所以大量食用會造成尿液暫時變紅的無害現象，稱為「甜菜尿」（beeturia）。

你知道嗎？

200公克料理過的甜菜根中，能擴張血管的硝酸鹽含量，相當於500毫升甜菜根汁的含量。

實證

血壓 ▶ 甜菜根是鎂、鉀和天然硝酸鹽（nitrates）的豐富來源，而這些都具有降血壓的功效。硝酸鹽會經由舌頭表面的細菌分解成亞硝酸鹽（nitrites），所以當你吞下這些富含亞硝酸鹽的唾液時，亞硝酸鹽就會經由胃部吸收而進入你的血液循環，於是亞硝酸鹽在血管裡又形成一氧化氮，對血管內壁的小肌肉產生強力的鬆弛作用，因此造成血管擴張，所以血壓就降低了。只要飲用70毫升的甜菜根汁，就能降低2%的靜息血壓，若是飲用500毫升，就能在一小時內明顯降低血壓，而且效果可持續24小時。

高半胱胺酸 ▶ 高半胱胺酸是一種有害的胺基酸，與血管的硬化和狹窄息息相關，而甜菜鹼（betaine）能幫助降低血液中的高半胱胺酸（homocysteine）濃度。

記憶力 ▶ 因為甜菜根可以改善腦部血流，所以能改善心智表現。研究人員近來指出，老年人每天喝一杯甜菜根汁能減少失智症的發生。

運動表現 ▶ 甜菜根可以讓肌肉更有效率地燃燒能量，藉此降低走路和跑步時的氧氣消耗。有一些研究發現，經過適度訓練的試驗對象，在運動前3小時飲用甜菜根汁，能讓他們騎完介於4～16公里（2.5～10英哩）測試距離的時間縮短1～2%，但這樣的提升表現似乎不會發生在經過高度訓練的運動員身上。

試試看

你可以喝甜菜根汁或單吃料理過的甜菜根，也可以用巴薩米克醋醃漬，或混合青蔥、雞豆或其他豆子做成沙拉。把甜菜根做成甜菜根脆片也是一道健康的零食。或者做一道甜菜根與萊豆鷹嘴豆泥：把250公克料理過的甜菜根跟一罐瀝乾的萊豆和一瓣蒜頭，以及一小把新鮮的韭菜與3湯匙的特級初榨橄欖油（extra virgin olive oil）混勻，再以黑胡椒與醋調成適合的口味。（更多的甜菜根食譜，請參訪www.lovebeetroot.co.uk）。

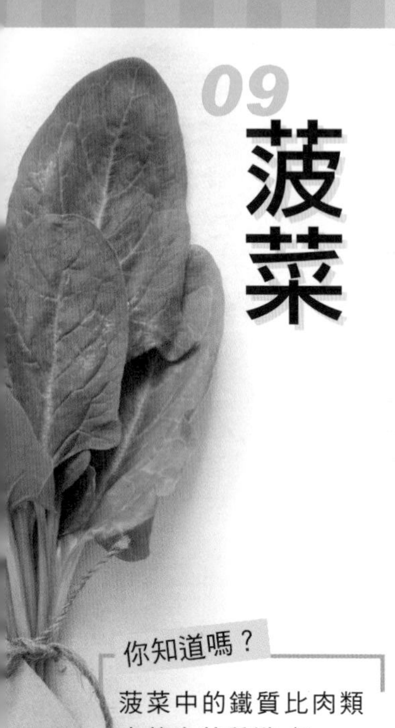

09

菠菜

菠菜是大力水手卜派最喜歡用來補充能量的食物，它是天然葉酸含量最豐富的來源之一，而天然葉酸是一種涉及多種代謝反應的維他命，所以缺乏天然葉酸很快就會導致疲倦和缺乏能量，如果不予理會，最後便會導致貧血。菠菜也能提供大量的抗氧化劑類胡蘿蔔素（carotenoids），以及維他命C與維他命E，還有鈣與鐵。

你知道嗎？

菠菜中的鐵質比肉類中的血基質鐵（haem iron）還要不容易被人體吸收，但綠葉蔬菜中所含的大量維他命C，能幫助無機鐵維持在二價鐵的狀態，以利於吸收最大量的鐵質。

試試看

你可以生吃菠菜或稍微蒸過（煮軟），把它當做為任何一餐的配菜。菠菜嫩葉用於沙拉會很好吃。榨蔬果汁時，把菠菜葉加進去一塊榨汁，喝起來不會有任何不同。妳也可以試試菠菜歐姆蛋：把切段的青蔥跟大蒜、菠菜及新鮮香草一塊嫩煎（sauté），然後加入兩顆分量的打勻蛋液，再用現磨的黑胡椒調味，煮到整體定型。

實證

老年性黃斑部病變 ▶ 菠菜是黃體素（lutein）與玉米黃素（zeaxanthin）這些類胡蘿蔔素的最豐富飲食來源之一，它們有助於防止老年性黃斑部病變（參閱第70頁）。一般份量的熟菠菜能提供20毫克的黃體素，而綠花椰菜只能提供2毫克。

癌症 ▶ 有鑑於天然葉酸在細胞分裂期間之於染色體複製的功能，經常食用菠菜來取得飲食中的天然葉酸，將有助於預防某些癌症，例如子宮頸癌、食道癌、口腔癌、腸道癌、肺癌及乳癌，尤其是在癮君子身上。

骨骼 ▶ 菠菜是鈣質的優質來源，為強健的骨骼與牙齒所需，也為肌肉收縮與神經傳導所需。

疲倦 ▶ 在一項針對60位慢性疲勞症候群患者的研究中，其中有半數體內人工合成葉酸（folic acid）含量偏低。菠菜能幫助肌肉更有效率地燃燒能量，藉此降低走路與跑步時的氧氣消耗。

血壓 ▶ 菠菜富含硝酸鹽以及至少四種胜肽，能抑制血管收縮素轉化酶，並降低血壓。得舒飲食（The Dietary Approaches to Stop Hypertension, DASH）試驗表明，你能藉由多吃蔬果，包括菠菜在內，於八週之內明顯降低你的血壓。

氣喘 ▶ 那些吃最多綠葉蔬菜的人，罹患氣喘的機率比那些食用非常少的人少18%。

記憶力 ▶ 包括菠菜在內的綠葉蔬菜，有助於延緩老化引起的腦力衰退。

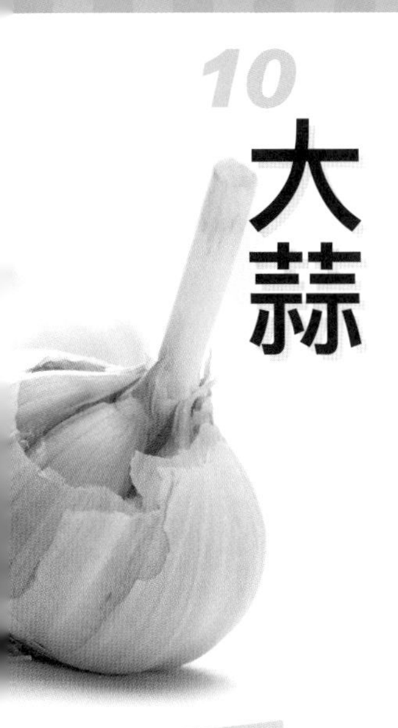

10 大蒜

大蒜被古埃人廣泛用來治療各種疾病，從心臟病、寄生蟲到癌症都包括在內，超過三千年後，現代醫學證實了它在這些病症上的效益，也發掘了其他更多的效益。

你知道嗎？

黑大蒜是在條件控制下發酵而成的大蒜球莖，能提供所有的健康益處，卻沒有強烈的氣味，其香甜的風味讓人聯想到帶點大蒜味的糖蜜與巴薩米克醋。

試試看

你可以把大蒜用於所有的鹹味料理，等烹調尾聲再加入，才有最大的效果。你也可以做一道希臘杏仁佐大蒜：把四顆大大的蒜瓣連同150毫升的特級初榨橄欖油與一片法國麵包，以及30毫升的白酒醋與100公克的杏仁粉一塊攪拌，再用黑胡椒調味。

實證

膽固醇 ▶ 大蒜素（allicin）是大蒜裡頭關鍵的有益化合物，會在大蒜被切開或壓碎時釋放出來，能減少肝臟的膽固醇生成，並阻止細胞接收膽固醇。服用大蒜錠能降低12%之有害的低密度脂蛋白膽固醇與27%的三酸甘油酯。

血液循環 ▶ 大蒜可以加速血流通過小動脈達到將近50%，改善血液循環不良所產生的症狀，例如雷諾氏症（Raynaud's disease）與凍瘡（chilblains）。

血液稀釋作用 ▶ 大蒜可以減少有害的血栓形成，其中有些成分與阿斯匹靈一樣有效，有助於降低心臟病與某些中風類型的發作風險。

過敏反應 ▶ 傳聞證據指出，黑大蒜萃取物能緩解鼻炎與流眼淚這些過敏引起的症狀。

血壓 ▶ 大蒜素分解時所產生的硫化物可以鬆弛血管，進而降低血壓。試驗指出，大蒜的萃取物能降低高血壓患者的血壓，平均可降低16.3／9.3毫米汞柱。

癌症 ▶ 大蒜能抑制腸道中誘發癌症的物質形成。研究指出，每週食用超過28.8公克大蒜的人，比起一週食用少於3.5公克的人來說，罹患直腸癌（colorectal cancer）的機率少了將近三分之一，罹患胃癌的機率也少了一半。

肥胖 ▶ 黑大蒜萃取物能抑制脂肪細胞中的脂肪堆積，所以可作為減重的輔助品，而且還能減少肝臟細胞的脂肪堆積。

感染 ▶ 根據一項研究顯示，服用大蒜的營養補充品長達12週後，能減少感冒的機會，就算感冒了，患病時間也會縮短。

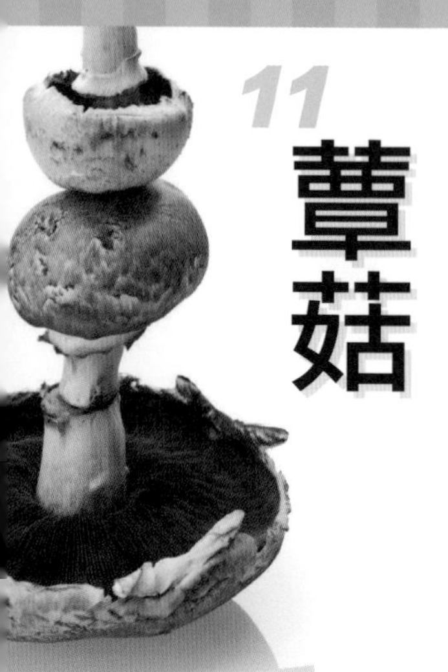

11 蕈菇

除了洋菇、栗子蘑菇與牛肝菌菇這些比較常見的蕈菇種類外，在亞洲已被推崇超過三千年的藥用蕈菇也變得越來越容易取得。雖然有些菇類是以新鮮的方式販售，像是香菇，但很多卻只能以乾貨取得（如舞菇）或以藥錠的形式販售（靈芝）。因為某些菇類有毒，所以最好只從可靠的來源取得「野生」蕈菇。

你知道嗎？

外面賣的野菇湯中，野生蕈菇的含量可能不到1%，反而是養菇場栽培的洋菇占了絕大部分，倒不如自己煮比較實在！

試試看

你可以把生蕈菇切片加入沙拉，或加大蒜以橄欖油嫩煎，也可以加進牛肉湯內煮到半熟，或塞進奶油瓜（butternut squash）泥裡跟荷蘭芹一快送進烤箱裡烤。或者你也可以做一道奶油蘑菇烤土司：把紅洋蔥（red onion）薄片跟大蒜、新鮮香草（百里香、荷蘭芹）以及一把蘑菇嫩煎到熟軟，再加進一些低脂法式酸奶油（crème fraîche）混合，用黑胡椒調味後，放到黑麥吐司上即可上桌。你還可以把靈芝或舞菇當作營養補充品。

實證

膽固醇 ▶ 靈芝萃取物已證實能顯著降低血液中的膽固醇，以及低密度脂蛋白膽固醇和三酸甘油酯，健康的自願者在服用靈芝四週後，出現血液中膽固醇降低與抗氧化活性增加的趨勢。

血壓 ▶ 多吃菇類的人血壓比少吃菇類的人低大約5毫米汞柱。有些食用菇類能阻斷血管收縮素轉化酶的運作，進而降低血壓，像是日本與澳洲常見的巨大口蘑（Tricholoma giganteum），還有靈芝和舞菇，其作用方式與一些降血壓藥物相似。

免疫力 ▶ 巨大口蘑、靈芝、舞菇、桑黃以及香菇這些藥用蕈菇，含有免疫調節的蛋白多醣（proteoglycans），在日本被用來強化身體對於癌症、病毒與黴菌感染的防禦力。靈芝萃取物據說能神奇地降低帶狀皰疹引起的疼痛與帶狀皰疹後的神經痛。

前列腺 ▶ 靈芝具有抗雄性素的效力，一項針對88位因為前列腺肥大而有下尿路症狀的男性研究發現，靈芝能在不影響睪固酮濃度的情況下，改善國際前列腺症狀指數（IPSS）。

體重 ▶ 把一些菜餚裡的牛肉替換成洋菇，像是香辣千層麵，可以讓一餐中所含的熱量減半，但美味程度與滿足感卻不會降低，因為洋菇提供了與牛肉相等的分量與飽足感。一週試著這樣做一次，持續一年就能幫你減重2.3公斤。

12

黃豆

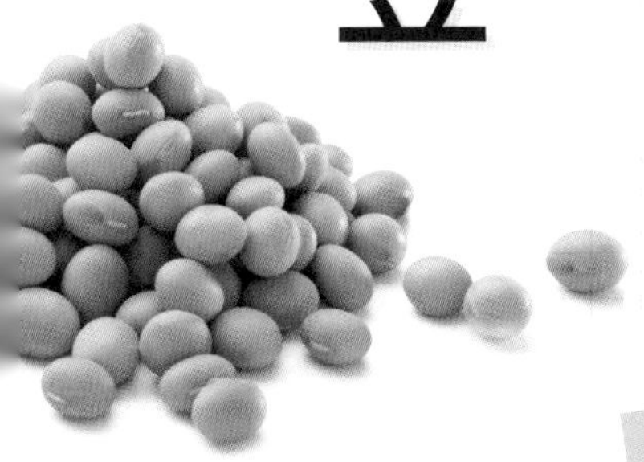

黃豆含有異黃酮（isoflavones），異黃酮是一種植物荷爾蒙，吃進人體後會被大腸裡的細菌分解，釋放出金雀異黃酮（genistein）與木質素異黃酮（daidzein）二種具有生物活性的去醣基型異黃酮，在體內產生類雌激素的作用，雖然效果遠比人體的雌激素弱，但還是能提供顯著的荷爾蒙刺激。

實證

更年期▶許多研究顯示，大豆異黃酮（soy isoflavones）能減輕至少三分之一更年期熱潮紅與夜晚盜汗的症狀，這或許能夠解釋，為何採用亞洲飲食方式的女性僅有低於25%會抱怨熱潮紅的症狀，而西方女性卻高達85%。

經前症候群▶與服用安慰劑的對照組相比，服用異黃酮的營養補充品，能緩解頭痛、乳房脹痛，以及抽筋和腫脹的症狀。

骨質疏鬆症▶一份綜合十項研究的分析發現，服用大豆異黃酮的人，其脊椎的骨質密度與低攝取的人相比，有明顯的增加。

心臟病▶大豆異黃酮在血液中與雌激素受體結合後，有助於擴張冠狀動脈，減少血管硬化，並降低血壓，還能減少低密度脂蛋白膽固醇與血液黏稠度，以及血小板凝結。每天攝取40公克的黃豆蛋白質，能在12週內降低至少7／5毫米汞柱的血壓。

記憶▶進行富含黃豆的飲食方式，已經被證實能夠改善健康年輕男女學生和男性以及停經後女性的記憶跟大腦額葉的功能。

前列腺癌▶一份綜合二十四項試驗的分析發現，未經發酵的黃豆製品能降低30%罹患前列腺癌的相對風險，而服用異黃酮營養補充品也能降低12%的風險。

乳癌▶一項針對21,852名日本女性的研究發現，其中攝取最多異黃酮的人，罹患乳癌的機率減少54%，就算考量了其他相關因素後，結果也是相同。

你知道嗎？

黃豆在亞洲是一種主食，每天平均的異黃酮攝取量在50～100毫克，相較之下，一般的西方人每天只攝取2～5毫克。

試試看

你可以試著在煮湯、燉菜與炒菜時加入黃豆，也可以選擇一些黃豆製品，像是豆腐和低鹽醬油，還可以在奶昔裡添加大豆蛋白粉，或者享用加入黃豆的蘋果木斯里什錦麥片：在調理碗中放入一把燕麥糊，撒上葡萄乾、核桃和一點肉桂粉，然後倒入豆漿覆蓋、混勻，再置於冰箱中浸泡一晚。端上桌前，加進一顆磨碎的蘋果攪拌，如果想要的話，還可以加一些不加糖的蘋果汁。

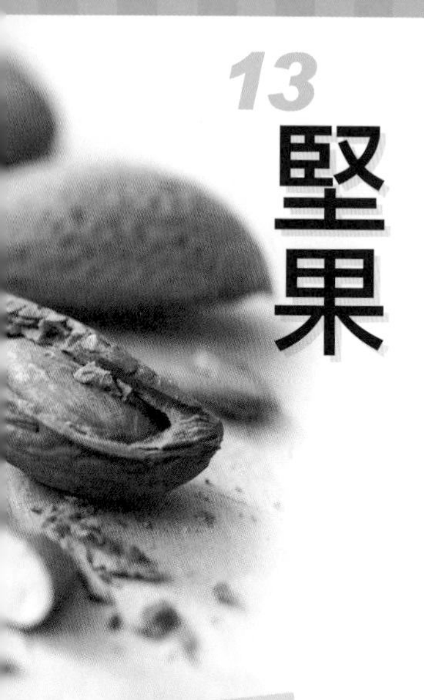

13 堅果

堅果是抗氧化劑、維他命、礦物質以及單元不飽和脂肪酸與omega-3多元不飽和脂肪酸這兩種油的豐富來源，而且兩種油都對身體有益。然而，一項跨越歐洲十國的膳食攝取調查顯示，在將近37,000人中，只有4.4%的人在受訪前的24小時內曾吃了木本堅果，同時只有2.3%的人有吃過花生的印象。

你知道嗎？

木本堅果包括了杏仁、巴西堅果、腰果、榛果、夏威夷豆、胡桃、開心果及核桃，而花生或者落花生，其實是豆科植物（豆類）。

試試看

你可以把堅果加進穀物麥片、甜點、優格、沙拉以及自製麵包裡，也可以用堅果油來製作沙拉醬，並喝（健康食品店買來的）堅果牛奶。或把堅果烤過，當成健康的零食：以中火熱鍋，再倒入一把無鹽的帶殼綜合堅果，以文火慢烤片刻，注意不要烤焦，等堅果變成金黃色時，搖動鍋子，最後把堅果倒入淺盤中放涼。

實證

膽固醇 ▶ 堅果能降低膽固醇的吸收，因為它們含有可溶性纖維和植物固醇（phytosterol）的成分。堅果的抗氧化劑黃烷醇還能防止低密度脂蛋白膽固醇氧化，所以低密度脂蛋白膽固醇更容易被運送到肝臟代謝。因此一天吃一把堅果，能夠降低「壞的」低密度脂蛋白膽固醇，並增加夠多「好的」高密度脂蛋白膽固醇來降低至少20%心臟病發作或中風的風險。

癌症 ▶ 巴西堅果是硒含量最豐富的飲食來源，為製造強力抗氧化酶所需。要達到理想的抗癌保護效果，日常的最低攝取量為每日75～125微克，可食用2～3顆巴西堅果來加以補充。

體重 ▶ 雖然堅果的熱量很高，可是當我們把它當作一種替代食物時，食用上並不會造成體重的淨增。堅果的高蛋白含量可以抑制食慾，許多研究顯示，那些定期食用堅果的人，儘管他們的總脂肪攝取也跟著增加，但他們的身體質量指數（BMI）卻比少吃堅果的人來得低。

心臟病 ▶ 單元不飽和脂肪酸與omega-3多元不飽和脂肪酸都是對抗心臟病的必需脂肪酸。近期一項涉及超過13,000名成人的研究指出，定期食用堅果可以降低四項心臟病之危險因素的普遍率，其分別是血壓、膽固醇、體重及偏高的空腹血糖。

荷爾蒙平衡 ▶ 堅果是類雌激素這種植物生化素的良好來源，尤其是杏仁、腰果、榛果、花生、核桃以及堅果油，在經期來臨時食用，特別有幫助。

14

橄欖油

橄欖油是超健康地中海飲食的基本，它的主要成分——單元不飽和油酸（oleic acid）——能夠減少膽固醇的吸收，而且會在體內作用，降低總膽固醇與「壞的」低密度脂蛋白膽固醇，卻又不影響「好的」高密度脂蛋白膽固醇。橄欖油還能減少異常的血栓形成，而且有益於血糖控制。

你知道嗎？

- 一湯匙的橄欖油含有15公克的總脂肪，其中只有2公克是飽和脂肪。
- 一湯匙的奶油含有12公克的總脂肪，其中有8公克是飽和脂肪。

試試看

你可以把純橄欖油用於油炸或燒烤，它在高溫時仍會保持穩定，而特級初榨和初榨橄欖油則可以留於小火燜煮之用，或滴灑在食物上，也可以用於沙拉。製作香草醬料時，可以在附有旋蓋的小罐子裡加入60毫升的特級初榨橄欖油跟3茶匙的紅酒醋，以及一顆壓碎的蒜瓣和一把切碎的新鮮香草，還有一些黑胡椒粉，蓋上旋蓋後，搖晃玻璃罐，讓材料乳化，再淋在沙拉上。

實證

血壓 ▶ 在一項研究中，因為高血壓而服藥的人裡，有80%由於每天使用30～40公克的橄欖油烹調食物，六個月後便可中斷藥物治療，而那些使用葵花籽油烹調的人則必須持續服用降血壓藥物來治療。

中風 ▶ 橄欖油的降血壓效果能減少高達70%的中風風險。

膽固醇平衡 ▶ 橄欖油含有植物固醇，有助於阻斷腸內的膽固醇吸收，經過肝臟代謝後還能減少有害的低密度脂蛋白膽固醇產生，並降低血液中的另一種脂肪含量——三酸甘油酯。與使用調和過的純橄欖油（pure olive oil）相比，這些效果在使用初榨（virgin）或特級初榨（extra virgin）橄欖油時最好。

葡萄糖控制 ▶ 油酸能改善胰島素敏感度，每日以10～40公克的橄欖油取代飲食中的碳水化合物，對第二型糖尿病患者有幫助，還能預防超過90%以上的糖尿病病例。

心臟病 ▶ 富含橄欖油的飲食方式，含有34%的總脂肪跟21%的單元不飽和脂肪酸，只有7%是飽和脂肪，能降低心臟病發作的風險達25%。

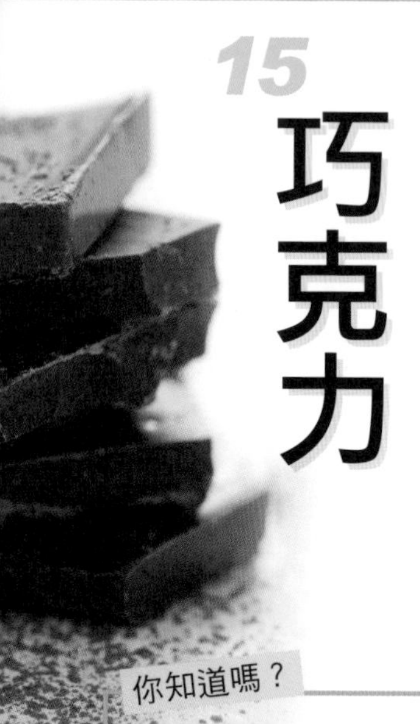

15

巧克力

黑巧克力的可可塊幾乎比所有其他食物都含有更多的抗氧化劑類黃酮，舉例來說，黑巧克力的抗氧化活性是等重之藍莓的五倍以上。有些類黃酮只有一個單位（單體），而黑巧克力則特別富含二個、三個或更多單位（寡聚體）的類黃酮，具有最好的健康效益。

你知道嗎？

根據《新英格蘭醫學期刊》（*The New England Journal of Medicine*），平均每人攝取最多巧克力的國家也出現最多的諾貝爾獎得主。

實證

心臟病 ▶ 黑巧克力已被證實能夠增加胰島素敏感度與「好的」高密度脂蛋白膽固醇，並降低血壓和減少「壞的」低密度脂蛋白膽固醇，進而減少有害的血球凝集與發炎。研究人員發現，每天食用45公克的黑巧克力，能夠阻止有害的低密度脂蛋白膽固醇氧化以及被血管壁吸收，因此能明顯增加通過冠狀動脈的血流。

血壓 ▶ 刊載於《英國醫學期刊》（*British Medical Journal*）上的研究指出，每天吃100公克的黑巧克力，能降低平均5.1／1.8毫米汞柱的血壓，這個效果已經足以降低21%心臟病發作或中風的風險。另一項研究指出，飲用大量可可的年長男性，血壓比非常少喝的人低了3.7／2.1毫米汞柱，而且在後續追蹤的15年間，這些非常少喝的人，有一半會因心臟血管或其他疾病而過世。

氣喘 ▶ 黑巧克力含有可可鹼（theobromine），為甲基黃嘌呤（methylxanthine），是被用來幫助呼吸道擴張的藥物，也是比可待因（codeine）這種非處方止咳藥成分更有效的止咳劑。在氣喘用的吸入器上，也有一種附加裝置是用巧克力做成的可食用間隔器，可以改善兒童使用緩解劑吸入器時，裡頭支氣管擴張藥物的效果！

試試看

吃黑巧克力要選擇至少含有72%可可塊的，而且要在飯後吃才不會吃太多。如果要當作飯後點心，可以先把200公克的柔軟嫩豆腐跟一顆柳丁的果皮屑和果汁混勻，再用湯匙挖成一口大小的圓球，排在烤盤上放入冷凍庫，然後把冷凍圓球沾裹上融化的黑巧克力，再放回冷凍庫。

注意 **100公克的黑巧克力含有510大卡的熱量，所以如果你正在控制體重，請節制食用量。**

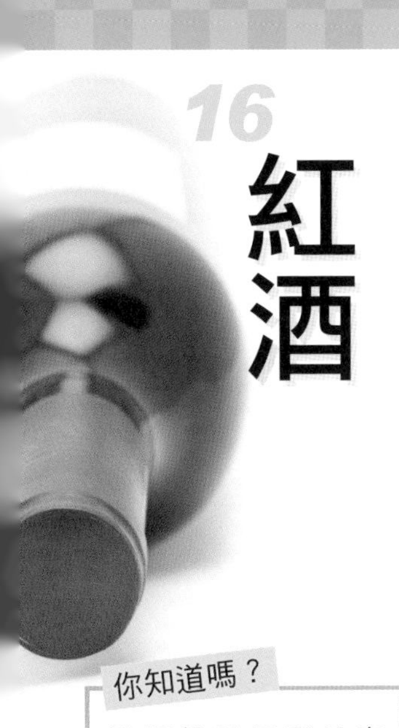

16 紅酒

葡萄酒含有豐富的抗氧化劑選擇，包括類黃酮、黃酮醇（Flavonols）、兒茶素（catechins）、花色素苷、原花青素（procyanidins）與可溶性單寧，全都源自葡萄的果汁與果皮，其中紅酒的含量又比白酒來得高，因為紅酒的浸皮時間較久，所以接觸到葡萄皮色素的時間也較久。

你知道嗎？

用阿根廷馬爾貝克（Malbec）葡萄、義大利桑嬌維賽（Sangiovese）葡萄以及法國馬迪朗丹娜（Madiran Tannat）葡萄所釀製的紅酒，含有最多有益的抗氧化劑。

試試看

你可以每天喝一小杯紅酒，大約125毫升，但如果喝超過這個量，每週就要訂定二天或二天以上的無酒日。也可以做紅酒燉西洋梨：把一些還沒熟軟的西洋梨削皮切半，完全浸泡在紅酒裡，然後灑上一些肉桂粉及柳丁的果汁和果皮屑慢慢燉煮，不時翻面直到梨子變軟。取出梨子，把紅酒煮沸揮發酒精並收汁到原有的一半。根據自己的口味加入甜菊糖（一種天然的甜味劑）調味，再把湯汁倒在梨子上。可以趁熱端上桌，也可以冰涼後再上桌。

實證

膽固醇 ▶ 紅酒的抗氧化劑能抑制膽固醇的吸收與氧化，適度攝取（每日250毫升的紅酒）能降低總膽固醇與「壞的」低密度脂蛋白膽固醇，同時增加血液循環中「好的」膽固醇含量。

血壓 ▶ 酒精有放鬆的效果，能減輕壓力並促進血管擴張。在一項研究中，受試者每晚飲用250毫升的紅酒，15天後發現，血壓降低了7毫米汞柱，不過，飲用更多反而會引起血壓上升。

血栓 ▶ 紅酒的抗氧化劑有血液稀釋作用，有助於預防有害血栓形成，一方面是透過減少纖維蛋白原（fibrinogen）這種凝血因子（blood-clot factor），另一方面則是透過降低血液循環中的細胞碎片黏度，即血小板（platelets）的黏度。

心臟病 ▶ 每天喝1～2杯紅酒的人，冠狀動脈鈣化的機率比不喝酒的人降低高達50%。涉及超過一百萬人，來自34項研究的彙整資料顯示，男性每天喝到四杯紅酒能降低罹患冠狀動脈心臟病的風險，而女性則是每天兩杯。不過飲用更多時，反而會因為血壓升得更高還產生心律不整，而失去使這種保護效果。

癌症 ▶ 規律而適度地飲用葡萄酒（一天一到二杯），罹患直腸癌、基底細胞癌、卵巢癌，以及前列腺癌這些癌症的風險較低。不過相反地，每一單位的酒精都會增加乳癌發生的風險。

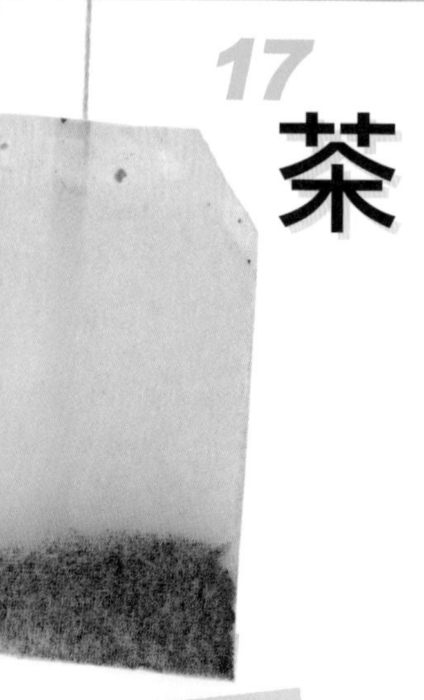

17 茶

綠茶、白茶、紅茶、烏龍茶、普洱茶都是用相同灌木——茶樹（Camellia sinensis）——的鮮葉製成，茶葉裡含有高量的類黃酮兒茶素（占茶葉重量近30%），因此讓這個提神飲料成為抗氧化劑的豐富來源。茶還含有微量元素錳，是氟化物（fluoride）的少數飲食來源之一。

你知道嗎？

假如你正在控制你的咖啡因攝取量，請慎選擇你所喝的茶：白茶每杯含有大約15毫克的咖啡因，與之相比綠茶是20毫克，而紅茶則是40毫克。

試試看

你可以經常飲用綠茶、紅茶或白茶，一天喝三到五次。也可以利用沒喝完的冷茶來浸漬果乾，把它當作醬汁、湯品或燉菜的基底，或拿來做成冰淇淋。或者試試綠茶蜜餞：把大量熱綠茶倒在切碎的半乾燥杏果、梅子、蜜棗、無花果及葡萄乾上，然後浸泡到冷卻，跟鮮乳酪或添加益生菌的機能優格一起享用，或者灑在開心果上。

實證

心臟病 ▶ 喝茶對於血脂、血壓與血液黏稠度都有好處，而且能降低冠狀動脈心臟病和中風的風險。研究人員指出，一天至少喝四杯茶的人，與不喝茶的人相比，心臟病發作的可能性只有一半，而且發生中風的機率減少了21%。

糖尿病 ▶ 每天喝四杯茶或者更多的人，罹患第二型糖尿病的機率，比不喝茶的人減少27%。在一項研究中，那些每天喝1,500毫升烏龍茶的第二型糖尿病患者，與同期喝水的對照組相比，三十天後他們的血糖濃度降低了30%。

癌症 ▶ 四項研究結果的分析顯示，喝最多茶的女性罹患乳癌的機率會減少22%。

氣喘 ▶ 茶含有咖啡因、可可鹼與茶鹼（theophylline）這些物質，能幫助呼吸道擴張，一天喝2～3次茶，能降低28%罹患氣喘的機率。

壓力 ▶ 茶含有茶胺酸（theanine）這種胺基酸，有助於減輕壓力和促進放鬆。

減重 ▶ 綠茶能在長達24小時內加速身體消耗熱量的效率，而且多達40%，還能阻止消化食物脂肪所需的腸道消化酶作用，減少脂肪吸收。許多試驗指出，把綠茶萃取物納入減重管理，將有助於促進減肥，其中一項針對60位肥胖成人的研究顯示，在三個月內可以減重11公斤。

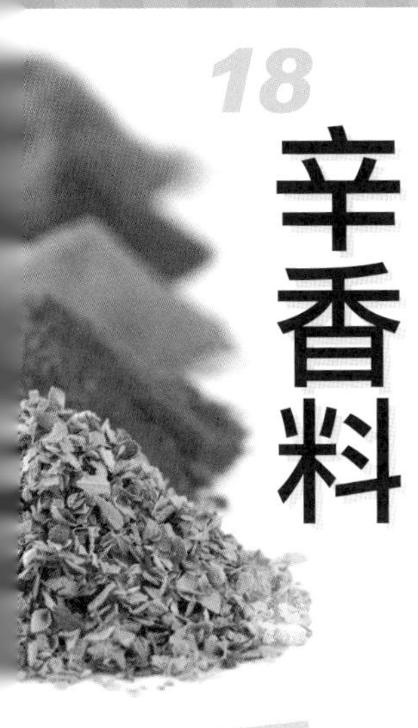

18 辛香料

辛香料因為含有強效組合的多種獨特化學物質，所以帶有辛辣味，通常只要少量使用，就能比一份蔬果提供更多的抗氧化劑，舉例來說，只是1公克的黑胡椒，就具有等同於100公克番茄的抗氧化指數。

你知道嗎？

丁香在所有辛香料中具有最高的抗氧化指數（每公克3,144單位），其次分別是肉桂(2,675)、薑黃(1,592)、肉豆蔻(1,572)及小茴香(768)。

試試看

你可以把辛香料加入咖哩、湯品及燉菜中，利用薑黃為米食和甜點上色。也可以喝薑黃茶或薑茶，或者薑汁汽水。還可以製作香料烤蘋果：把準備烹調的蘋果洗淨去核，然後直立放在小烤盤上。每顆蘋果用四朵丁香裝飾，並在蘋果核心填入葡萄乾和一小坨奶油及少許肉桂粉。以甜菊糖調整熱薑茶的甜度，再把大量的茶倒在蘋果上，直到覆蓋大約3公釐深，最後烘烤45分鐘直到蘋果熟軟。

實證

疼痛 ▶ 辣椒含有辣椒素（capsaicin），能阻斷疼痛訊息在神經中的傳遞，同時也會引發腦內啡（endorphins）的釋放，那是腦中類似嗎啡（morphine）的止痛劑。其他具有鎮痛特質的辛香料包括八角茴香、丁香、小茴香、茴香、薑、芥末及薑黃。

血液循環 ▶ 辣椒的辣椒素能藉由擴張血管來降低血壓，而肉桂、葫蘆巴與薑都被發現能降低三酸甘油酯、總膽固醇以及低密度脂蛋白膽固醇。

關節炎 ▶ 薑黃和薑含有薑黃素（curcumin），而薑黃素具有相當於一些皮質類固醇（corticosteroid）處方用藥的強力消炎作用，能減少骨關節炎的軟骨損傷。

氣喘 ▶ 薑黃素在印度的阿育吠陀（Ayurvedic）醫學與中醫裡，被用於治療呼吸道疾病，像是氣喘，它可以舒緩平滑肌，減少支氣管痙攣及咳嗽和黏液的發生。

糖尿病 ▶ 一般相信肉桂可以促進胰臟的β細胞（beta-cell）分泌胰島素，在第二型糖尿病患者身上，肉桂萃取物被證實能夠改善10～29%的血糖濃度。初步研究指出，薑能減少糖尿病造成的腎臟損傷，而葫蘆巴也被發現能夠讓尿液中的葡萄糖量減半。

腸道狀況 ▶ 薑黃萃取物能夠降低一半腸躁症的嚴重程度，在潰瘍性大腸炎患者身上，把薑黃萃取物加到他們平時的用藥規劃當中，可以明顯減少舊疾復發的機會。

噁心反胃 ▶ 對於術後的噁心想吐，以及動暈症和懷孕期間的噁心反胃，薑是一種有效的治療手段。

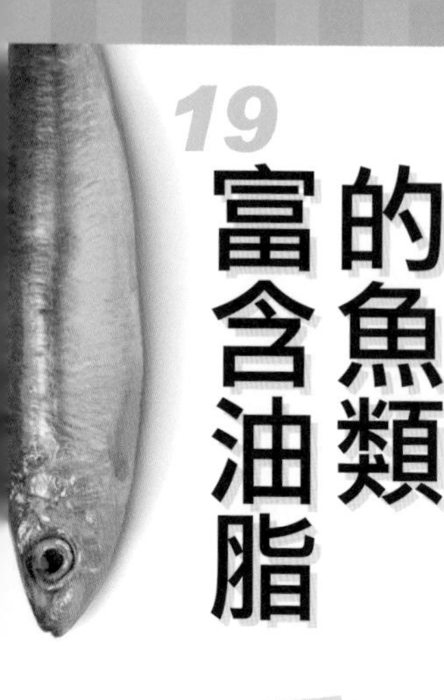

19 富含油脂的魚類

富含油脂的魚類是長鏈多元不飽和脂肪酸omega-3的豐富來源，尤其是EPA與DHA，這些脂肪酸會在體內轉換成調節免疫反應與消炎的物質。

omega-3脂肪酸的非魚類來源包括藍綠藻、核桃、亞麻仁油與麻油，你也可以買到含有DHA的素食營養補充品，其中的DHA就是來自藻類。

你知道嗎？

富含油脂的魚類包括（無鹽）鯷魚、醃燻鯡魚（bloater）、卡加魚（cacha）、鯉魚、鰻魚、鯡魚、鮪魚、鰺科魚（jack fish）、卡特拉魮（katla）、英式醃魚（kipper）、鯖魚、深海橘鱸（orange roughy）、鄂骨魚（pangas）、沙丁魚（pilchards）、鮭魚、小沙丁魚（sardines）、黍鯡（sprats）、劍旗魚、鱒魚、（新鮮、非罐裝）鮪魚、銀魚。

試試看

吃魚要趁新鮮，而且最好是生吃（壽司、生魚片）、蒸煮、燒烤或烘烤到魚肉剛好熟透。你也可以製作堅果燕麥鯡魚：把鯡魚片沾過牛奶，然後在混有碎胡桃與黑胡椒粗粒的粗食燕麥片裡滾上一圈，接著開小火，用橄欖油炸到熟透，盛盤時鋪上一些西洋菜，最後滴上一些檸檬汁就可以上桌。

實證

心臟病 ▶ omega-3魚油對血壓、血脂與血液黏稠度的指數都有好處，也能預防某些心律不整的情況，特別是心臟肌肉血流供應不足的情況。就算是少量增加膳食中富含油脂魚類的攝取，也能減低你心臟病發作的機會。

中風 ▶ 每週都習慣吃富含油脂魚類的人，死於中風的機率比不吃的人少12%，假如你吃得更多，每週每次多吃一份，還可能再少2%。

老年性黃斑部病變 ▶ omega-3魚油能保護眼睛免於形成老年性黃斑部病變。

發炎疾病 ▶ 一週吃魚二到三次可以降低罹患氣喘、發炎性腸道疾病、類風濕性關節炎與牛皮癬的風險，它們的止痛效果與非類固醇消炎止痛藥物類似，有助於減輕關節疼痛與腫脹。

腦部健康 ▶ omega-3魚油是腦細胞膜內的重要構成成分，能促進腦細胞膜的流動性，使細胞間的訊息傳遞更為快速。omega-3魚油也對預防憂鬱症有好處。

癌症 ▶ 魚油能干擾腫瘤細胞生長並反轉患者體重因癌症而減輕的情況，進而減少罹癌風險。許多試驗指出，每週額外食用100公克的魚肉，可以降低大約3%罹患腸道癌的風險。

20 優格

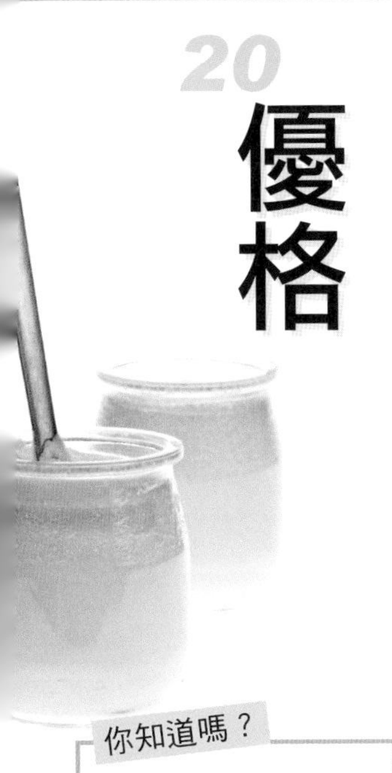

活菌優格是含有益菌的牛奶發酵品，而這些益菌會製造乳酸，所以通常被稱為「益生菌」（probiotics）。又因為他們耐酸，所以大多能存活下來，經由胃部到達大腸，抑止產氣細菌生長，增強免疫力並且幫助消化。

你知道嗎？

諾貝爾獎得主梅基尼可夫（Ilya Mechnikov）相信，含有保加利亞乳桿菌（L. bulgaricus）的活菌優格，是保加利亞農民們長壽的原因。

試試看

吃添加益生菌的機能活菌優格時，你可以搭配早餐的麥片，或是當成點心搭配切過的水果一塊吃，也可以把優格拌入湯品或醬汁裡，用於沙拉醬和奶昔當中。或者拿來做莓果麥片：在香草口味的機能性低脂優格上，放上一把新鮮的莓果，然後灑上格蘭諾拉（granola）什錦堅果燕麥片就能盡情享用！

實證

血壓 ▶ 血管收縮素轉化酶是許多降血壓用藥的針對目標，而乳酸菌（LAB）能阻斷血管收縮素轉化酶的作用，進而舒緩高血壓，像優格這樣的乳製食品，其礦物質成分已被證實能夠降低罹患高血壓或中風的風險。

過敏 ▶ 乳酸菌不會引發過敏反應，而是刺激免疫系統來產生抗體，藉此減少氣喘與濕疹這些過敏情況發生。研究發現，懷孕期間服用益生菌的婦女，生下來的小孩比較不會發生濕疹，至少在前幾年是如此。

腸躁症 ▶ 針對14項試驗的一個大規模分析指出，單獨為腸道補充製造乳酸的細菌數量，或與一般抗痙攣藥物搭配服用，都能改善腸躁症（IBS）的症狀。

腹瀉 ▶ 有些優格的細菌可以抑制有害細菌生長，像是引起腸胃炎的沙門桿菌屬（Salmonella）、志賀桿菌屬（Shigella）以及芽孢梭菌屬（Clostridium），他們還能減少服用抗生素所引起的腹瀉。

感冒 ▶ 維他命、礦物質和益生菌能共同強化免疫力。研究顯示，服用益生菌時，搭配綜合維他命與礦物質，會比單純服用綜合維他命要來得不易出現感冒與流感症狀，其症狀的嚴重程度也會減輕，發燒的天數也會縮短一半以上，所有免疫細胞的活性都增加了。

鵝口瘡 ▶ 腸道裡自然存在的乳酸產生菌，被認為能夠抑制造成鵝口瘡（thrush）或陰道念珠菌感染（Candida infections）的酵母生長，同時服用益生菌與抗真菌藥物氟可那挫（fluconazole），能明顯改善治療效果，減少分泌物並降低酵母的存在數量。

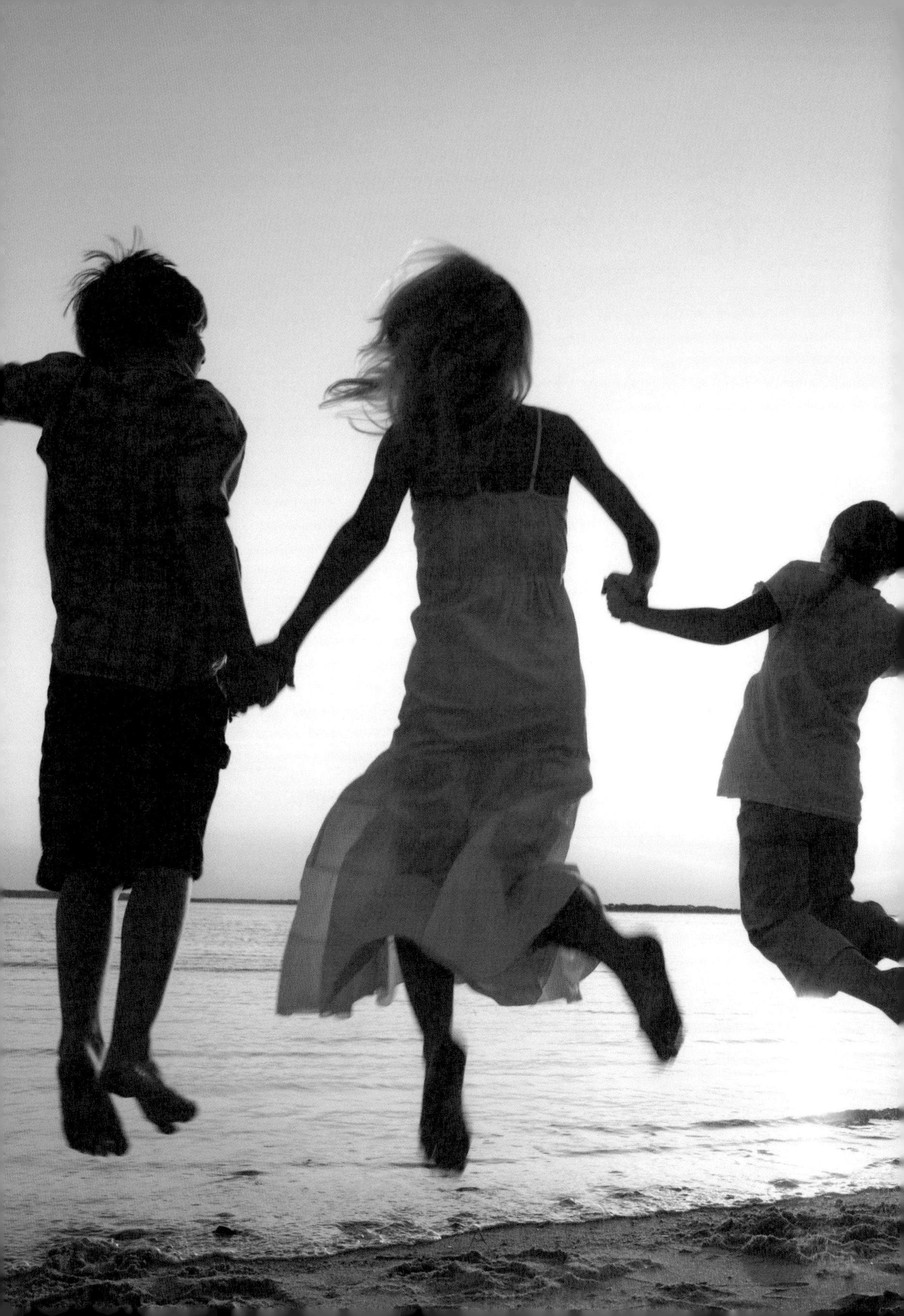

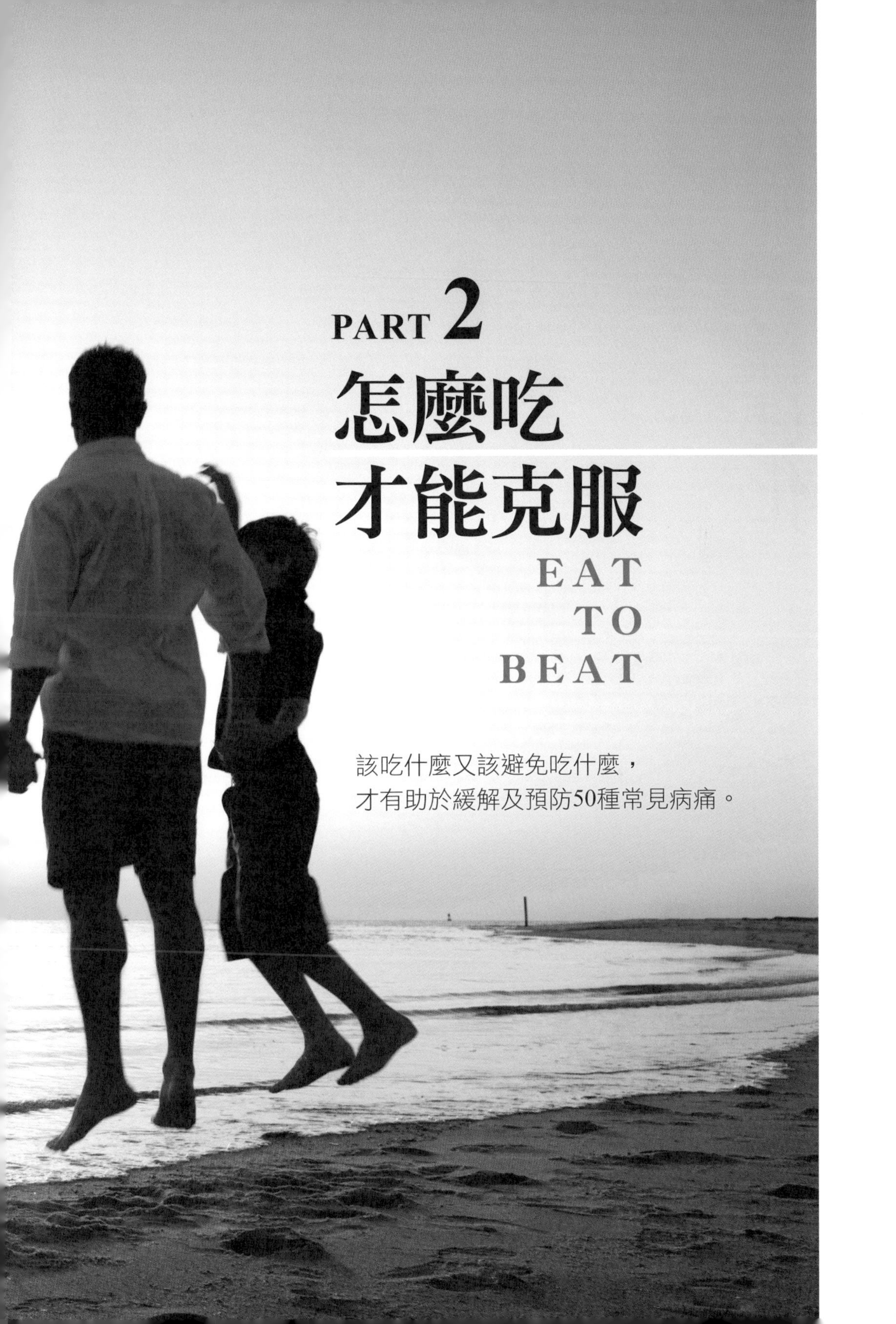

PART 2 怎麼吃才能克服

EAT TO BEAT

該吃什麼又該避免吃什麼，
才有助於緩解及預防50種常見病痛。

動脈粥樣硬化
Atherosclerosis

動脈粥樣硬化是動脈血管變硬、變窄的現象，年輕時，脂肪斑紋（fatty streaks）開始沿著主要動脈壁累積，到了50歲時，大部分的人都會受到影響。不過富含抗氧化劑的食物，以及人工葉酸和維他命B_6、B_{12}都對此有所幫助。

動脈粥樣硬化是身體之於動脈壁耗損傷害的反應，這種傷害可能來自於失控的高血壓、升高的膽固醇值、糖尿病以及抽菸，或是不良的飲食，尤其是高脂而低抗氧化劑的飲食。損傷一旦發生，血液中循流的小細胞碎片（血小板）就會形成小血塊來促進治療。假如大量的損傷持續發生，低度發炎就會引來清除細胞（scavenger cells）；而清除細胞如果剛好滿載自血液循環中清出的氧化膽固醇，就會被困在發炎處形成脂肪沉澱。

隨時間過去，這些沉澱就會堆疊形成隆起的斑塊（動脈粥瘤），而突出到血管內的空間當中，使血管變得狹小。發炎也會造成斑塊下面的動脈壁退化，使其纖維化並變得更硬。血管失去彈性表示，隨著每次心跳而上升的血壓會無法恢復平穩。如果動脈粥樣硬化廣泛發生，你的血壓也會在心跳與心跳之間的心臟休息時刻上升，並造成更多的傷害，形成惡性循環進而增加心臟的工作負擔。

什麼原因導致？

- 年紀增長
- 家族史
- 抽菸
- 體重過重
- 糖尿病
- 高血壓
- 不良飲食

有幫助的食物

- 吃大量蔬菜、水果、豆類與堅果，因為它們含有抗氧化劑。
- 增加葉酸與維他命B_6、B_{12}的攝取，可以降低血液中的高半胱胺酸含量，高半胱胺酸是一種有害的胺基酸，

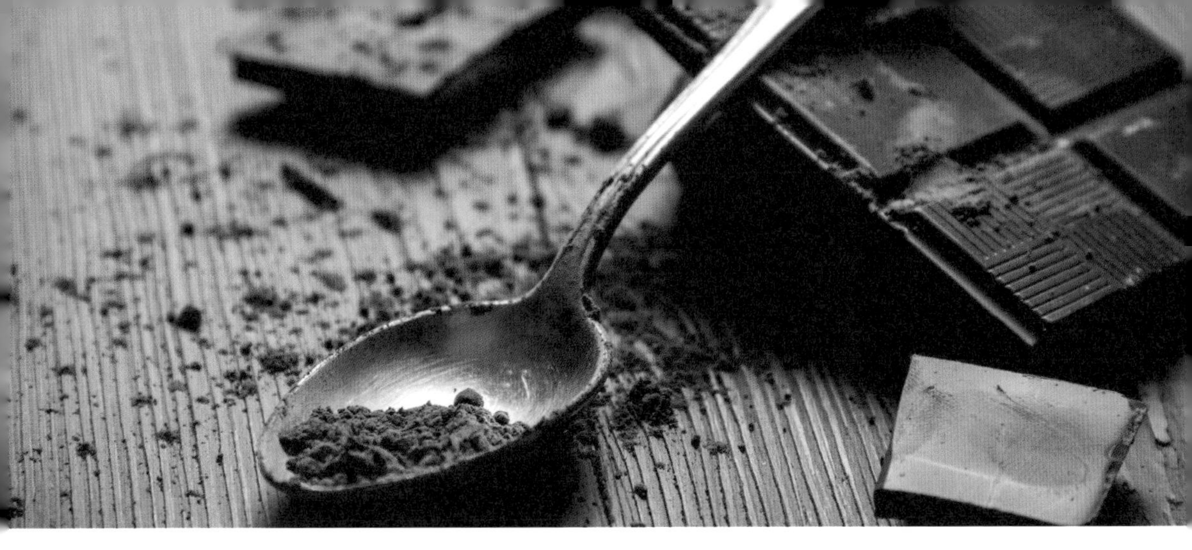

黑巧克力含有黃烷-3-醇，能防範動脈粥樣硬化。

會危害動脈內壁進而加速動脈粥樣硬化。富含上述營養的食物包括營養強化穀物、深綠葉菜類（如羽衣甘藍、菠菜）、全穀物、豐富油脂的魚類、肉類、堅果、酪梨、蛋以及酵母萃取物。

- 用黑巧克力款待自己，黑巧克力含有黃烷-3-醇（flavan-3-ols），經證實可以改善血小板功能，被建議用於防範動脈粥樣硬化。
- 吃多一些番茄，番茄含有抗氧化劑茄紅素，還有包覆種子的果凍狀物質，可以減少血小板黏度。你吃的番茄越多，動脈變厚的風險就越低。比起生吃番茄，烹調過的番茄會釋出更多上述的有益物質，所以把番茄用於湯品、燉菜與醬汁吧。
- 為你的料理調味，大蒜與薑能減少血小板凝集，對動脈壁有鬆弛作用，可以改善血流。像薑黃和辣椒這些辛香料，其所含的抗氧化劑對血液循環具有有益的擴張效果。

動脈健康檢查表

- 確認食物標示，選擇反式脂肪（有時標示為部分氫化的多元不飽和脂肪）含量最低的食物。
- 不要使用回鍋油或過度加熱油品，否則勢必會在烹調時冒煙，促進氧化。
- 在烹調接近尾聲時才加入大蒜可以保留最大的益處。
- 假如你抽菸，戒掉。
- 試著減去多餘體重。
- 做規律的輕快運動，每天至少30分鐘，60分鐘更好。

該避免的食物

- 少吃鹽，改善你的血壓狀況。
- 減少脂肪攝取並選擇比較健康的油品（見下方的油脂標示）。

油脂標示

大多食用油都是由飽和脂肪、單元不飽和脂肪與多元不飽和脂肪依不同比例混合而成。一般而言，飽和脂肪在室溫下呈現固體狀，單元不飽和脂肪與多元不飽和脂肪則呈現油脂狀。

吃太多飽和脂肪的下場就是血液膽固醇值上升，引發動脈粥樣硬化。然而越來

有用的營養補充品

- 大蒜錠被證實能增加主動脈的彈性，並減少動脈粥樣硬化，甚至逆轉部分的動脈粥樣硬化，同時能夠減少動脈壁的鈣化。
- 番茄萃取物含有抗氧化物質茄紅素以及能減少血小板黏性的物質
- 維他命D與鎂離子為處理鈣質所需，使動脈血管較不易產生硬化（假如你有服用鈣質營養補充品的話，這點特別重要）。
- 人工合成葉酸與維他命B_{12}、B_6可以降低高半胱胺酸的濃度，避免動脈粥樣硬化。
- 薑黃含有抗氧化物質，能減少血管壁上的膽固醇斑塊形成。
- 銀杏能促進末梢循環，對運動時因為動脈粥樣硬化所造成的腳部血流不順與小腿疼痛有幫助。

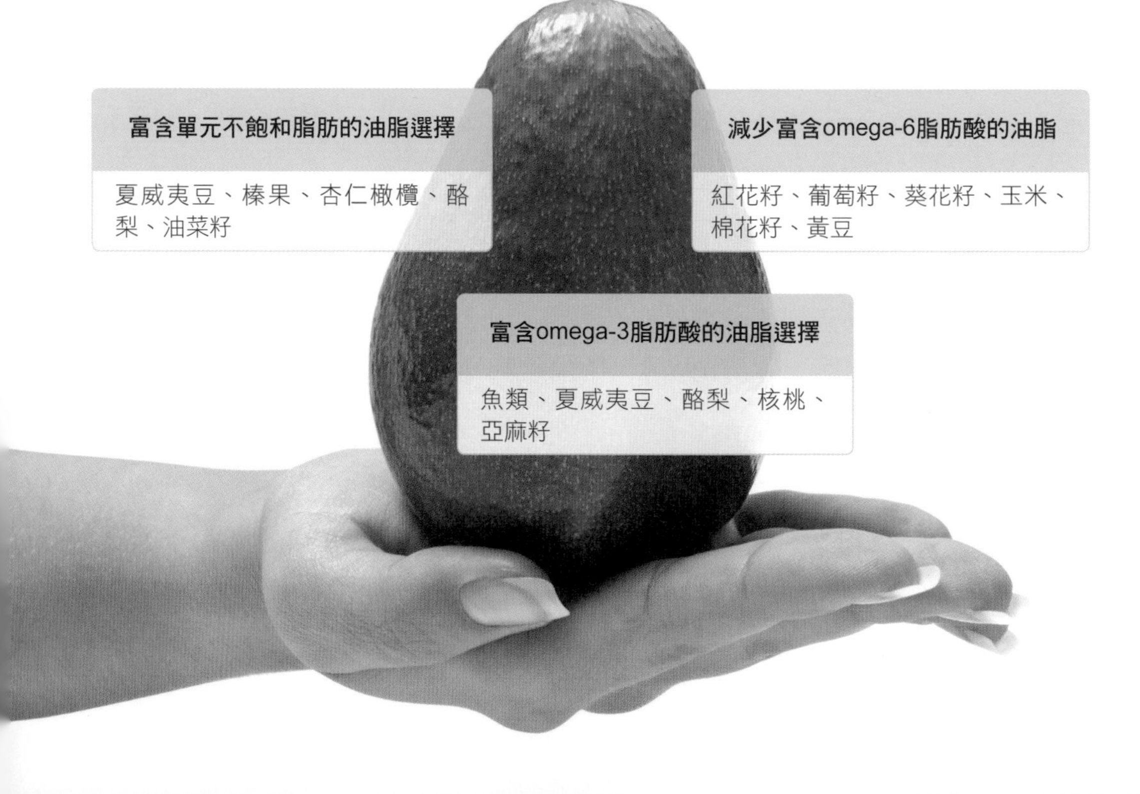

富含單元不飽和脂肪的油脂選擇
夏威夷豆、榛果、杏仁橄欖、酪梨、油菜籽

減少富含omega-6脂肪酸的油脂
紅花籽、葡萄籽、葵花籽、玉米、棉花籽、黃豆

富含omega-3脂肪酸的油脂選擇
魚類、夏威夷豆、酪梨、核桃、亞麻籽

越多的證據顯示，吃太多omega-6多元不飽和脂肪酸，而且omega-3多元或單元不飽和脂肪酸攝取不足，才是增加動脈粥樣硬化風險的原因。反式脂肪尤其有害，是在製作烹調用油或人造奶油的過程中，因為多元不飽和油脂經過部分氫化而固化形成，會增加「壞的」低密度脂蛋白膽固醇，減少「好的」高密度脂蛋白膽固醇，而增加發炎反應。因此，人造奶油和低脂抹醬現在都已經重改配方以減少反式脂肪的含量。所以在使用時，要盡量選擇健康富含單元不飽和脂肪與omega-3脂肪酸的油品（見左頁表格）。

Recipe

雞豆馬薩拉調味醬（4人份）

材料

1湯匙的橄欖油或油菜籽油
1顆紅洋蔥，切碎
一片拇指大小的新鮮薑片，切碎丁
1茶匙的薑黃粉
1茶匙的印度綜合香料
1茶匙的研磨小茴香粉
2條微辣的紅辣椒，切薄片
4顆蒜瓣，切碎
4顆大番茄，切碎（或一個400公克的罐頭）
1湯匙的番茄泥
1顆檸檬的果皮屑與果汁
400公克的熟雞豆罐頭，
沖洗瀝乾
300毫升的水200公克幼菠菜葉，洗淨備用
現磨黑胡椒

做法

- 炒菜鍋放入洋蔥嫩煎至熟軟，一邊拌炒一邊加入薑、薑黃、印度綜合香料、小茴香與辣椒，以小火稍煮一下。
- 加入菠菜以外的所有材料，稍微燜煮10～15分鐘。
- 最後加入菠菜，將它壓到馬薩拉醬中，使菠菜熟軟，然後以黑胡椒調味後嘗味道。

增加你的
番茄攝取量

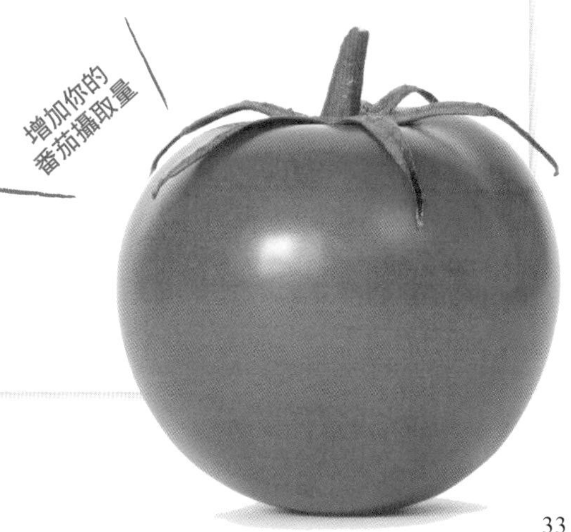

壓力 Stress

壓力是現代詞彙，用來描述當你承受超過能力所及之壓迫（不管是實際上或感知上）的情況。現今有越來越多的人深受其苦，不過可以吃些低升糖指數的食物來獲得幫助。

什麼原因導致？

- 改變
- 無力控制局面
- 迫近的期限
- 個性種類
- 過度刺激（噪音、光線、極端溫度、過度擁擠）

每個人的壓力臨界點不同，這跟你生活中發生的事情有關。舉例來說，當你保持良好體態，吃得好、睡得好，擁有愉快的人際關係時，你可以比體態失衡、忘了吃飯或徹夜與人討論時承受更多的壓力。

急性壓力的症狀來自於腎上腺素荷爾蒙，可以動員能量讓你的身體準備應戰或逃跑──也就是「戰鬥或逃跑」反應。在第二階段時，能量通常會經由戰鬥或逃跑的劇烈運動而被消耗掉，同時中和壓力反應。不過現今鮮有戰鬥或逃跑的需要，所以逐漸形成壓力作用，榨乾你的能量讓你的身心都累壞了，最終不是造成精疲力竭就是神經衰弱。壓力還會讓既存的健康問題惡化，像是濕疹、牛皮癬和腸躁症，造成免疫力下降、性慾低落、消化不良、高血壓、心臟病發作以及中風。

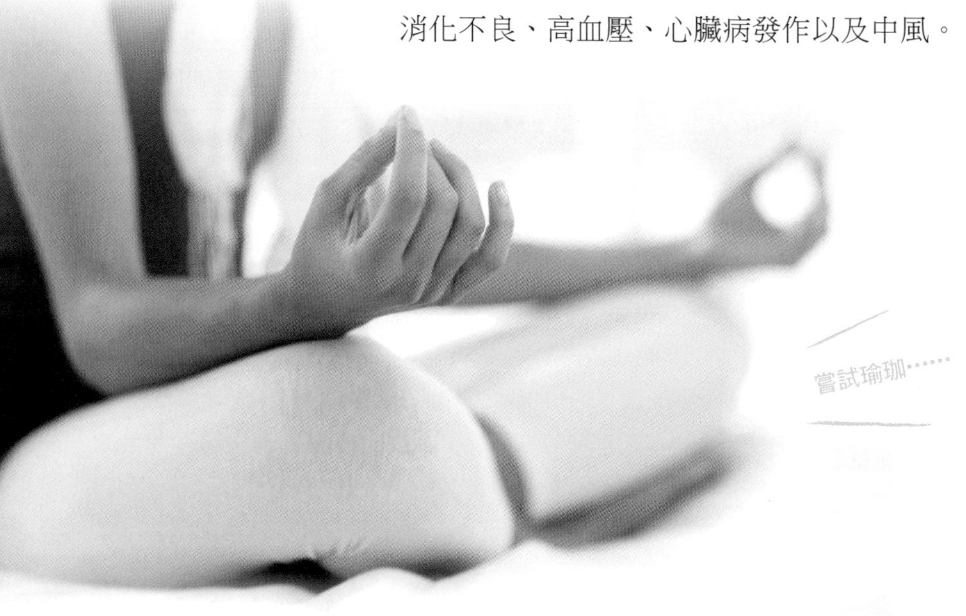

有幫助的食物

壓力會使血糖與血脂上升，準備在戰鬥或逃跑中提供肌肉能量。因此當你處於壓力之下時，最好選擇低升糖指數（GI）至中升糖指數的食物來維持穩定的血糖濃度（見下方表格）。選擇瘦肉、魚肉、全穀物以及蔬菜、水果，然後吃一頓營養的早餐包括麩穀麥片、加水果的燕麥粥或什錦燕麥片、不加糖的優格／鮮奶酪，以及脫脂或半脫脂牛奶。

低升糖指數食物　隨意吃
麩穀麥片
烤豆子
大部分的蔬菜與水果，包括地瓜、紅蘿蔔、芒果、奇異果、豌豆、葡萄、柳橙、蘋果、西洋梨、莓果

中升糖指數食物　適度吃
糙米
全麥義大利麵（煮到彈牙的熟度）
蜂蜜
小顆品種的馬鈴薯（水煮）
杏桃乾、蜜棗乾、無花果乾
香蕉
洋芋（脆）片
甜玉米
燕麥粥
什錦燕麥片

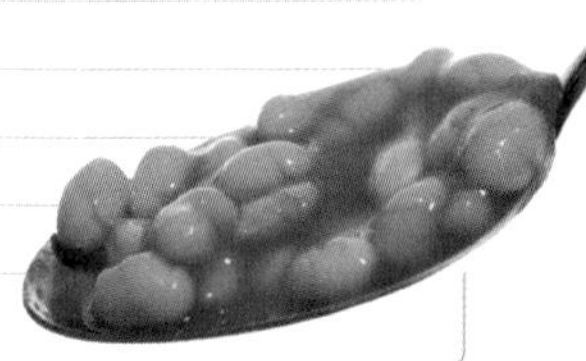

高升糖指數食物　少吃些
歐防風
烤馬鈴薯
玉米片
葡萄乾
甜甜圈
麵包
馬鈴薯（泥）

緩解壓力檢查表

- 用日記持續紀錄壓力，這樣你才能找出並分析壓力因子。
- 正面思考，假如你覺得自己能處理壓力下的情況，你就離成功近一些。
- 把挑戰視為機會而不是威脅，假如你真的失敗了，接受從錯誤中學習的機會，這一切都是為了獲得主導權。
- 接受合理的批評，不要將它視為針對個人，而是將它視為改進的機會。
- 接受讚美，而不要低估自己的成就。
- 規律運動，健走可以中和壓力荷爾蒙的效果，你會感覺恢復精神、減少緊繃，而且工作會更有效率。
- 嘗試做瑜珈來安定你的身體並釋放焦慮。
- 假如你一直無法突破困難，考慮心理諮詢、心理治療或認知行為治療。

該避免的食物

少吃高升糖指數的食物，如果你一定要吃，就搭配一些低升糖指數的食物來平穩血糖濃度的波動（見第35頁表格）。其他你該監控的包括：

▶咖啡因

這種刺激性藥物的立即作用就是直接作用於大腦來減低疲勞，這樣的效果能增加警覺性並減少對於付出與疲倦的感知。但咖啡因也會作用於腎上腺，增加血液循環中腎上腺素與腎上腺皮質醇這樣的壓力荷爾蒙值，所以過量的咖啡因會使你焦躁且神經緊繃，連帶還會影響睡眠。

每天把目標設定在不超過一杯含咖啡因的咖啡，然後非濃茶不要喝超過三大杯，最好是綠茶或白茶。如果可以的話，慢慢改喝無咖啡因的類型，或喝花草茶，例如富含抗氧化劑的南非國寶茶、有鎮靜效果的洋甘菊茶以及讓人舒緩的薄荷茶。如果你經常喝很多含咖啡因的飲料，要在一星期內逐步減少，以免產生戒斷症狀，例如，輾轉不安、煩躁、失眠與頭痛。

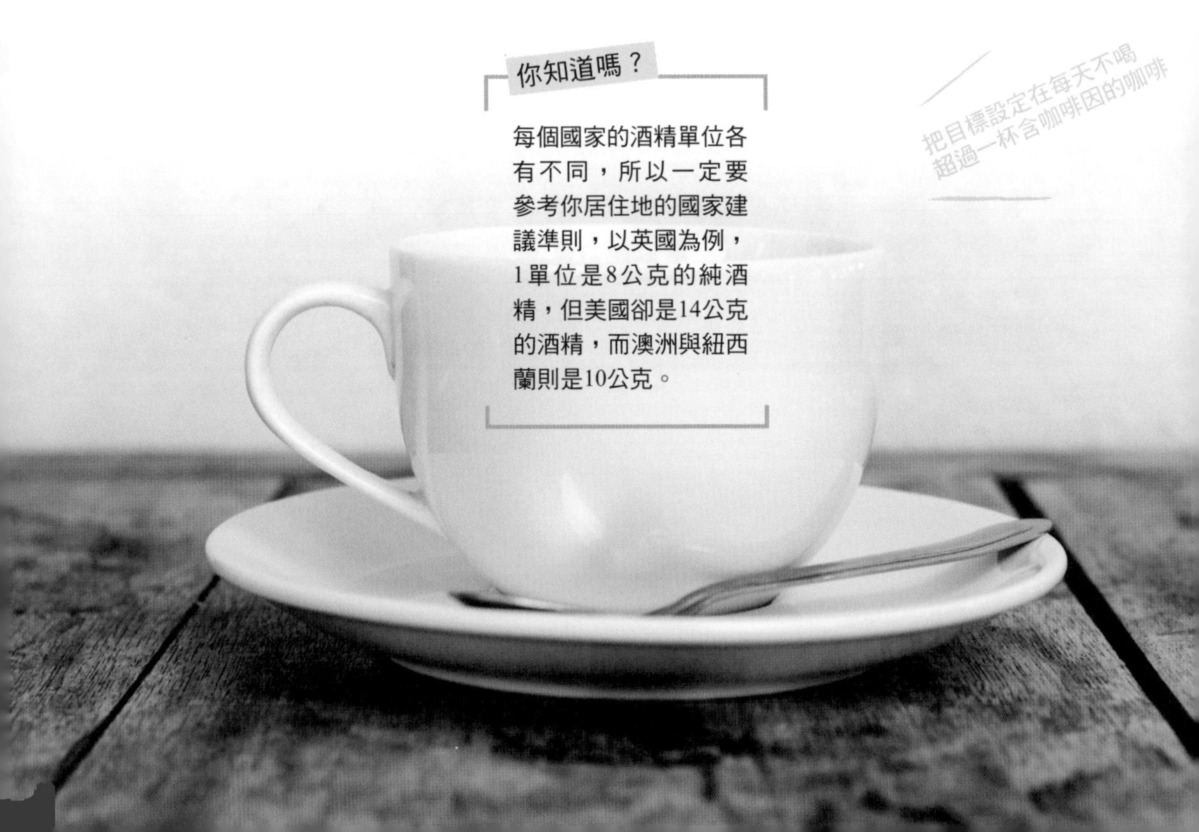

你知道嗎？

每個國家的酒精單位各有不同，所以一定要參考你居住地的國家建議準則，以英國為例，1單位是8公克的純酒精，但美國卻是14公克的酒精，而澳洲與紐西蘭則是10公克。

把目標設定在每天不喝超過一杯含咖啡因的咖啡

酒精

避免飲酒過量，要謹守建議的安全飲用量。依據英國的準則，理想狀況是女性一天不飲用超過2～3單位，而男性則一天不超過3～4單位，同時一週至少要有二天無酒精日，這樣女性一週的酒精量才不會超過14單位，男性一週也不會超過21單位。

啤酒與葡萄酒的酒精含量不同，所以可能的話，請確認你喝的酒類強度，並記住酒吧與夜店通常供應的是烈酒，例如，10%酒精濃度的小杯（100毫升）葡萄酒，含有1（英國）單位的酒精。

有用的營養補充品

- 維他命B群會在壓力來臨期間消耗殆盡，而缺乏將會帶來疲倦。
- 纈草（Valerian）有助於緩解焦慮與肌肉緊繃，並促進心神穩定與安穩睡眠。
- 紅景天（Rhodiola）可減低焦慮與壓力，而且它的補充能量作用可以克服壓力所引起的疲倦與精疲力盡。
- 韓國人參具有刺激性而且能恢復健康、改善身心的能量、精力、力量與警覺性。
- 西伯利亞人參有類似與韓國人參的效用，但刺激性較小。

Recipe

蔬菜沙拉佐希臘黃瓜優格醬（4人份）

材料

250毫升低脂的希臘風味天然機能優格
半條小黃瓜，切碎
一把新鮮薄荷葉，切碎
1顆蒜瓣，壓碎
1顆無蠟檸檬的果皮屑與果汁
現磨黑胡椒

蔬菜沙拉部分：

選擇新鮮的蔬菜並切成手指大小，例如：胡蘿蔔、芹菜、甜椒、櫛瓜、嫩豌豆、綠花椰菜、白花椰菜

做法

- 將所有希臘黃瓜優格醬（tzatziki）的食材放進食物調理機裡，然後強力打成奶昔狀，再以黑胡椒調味試味道。放入冰箱冷卻至少一小時，然後作為蔬菜沙拉（Crudités）的沾醬一起端上桌。

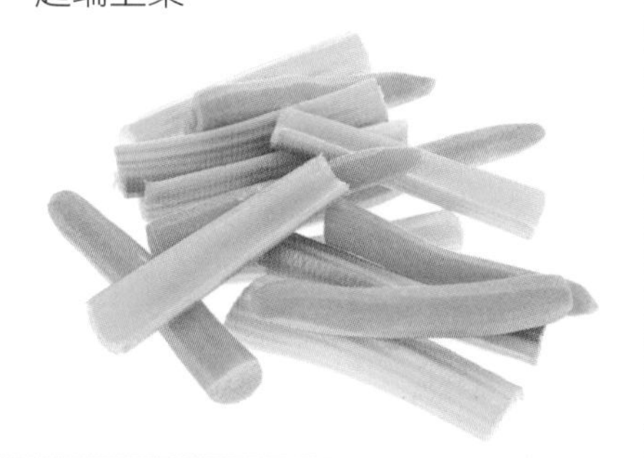

肥胖與體重問題

Obesity & weight problems

西方國家有三分之一的人口被歸類為過重，而且有四分之一的人被評估為肥胖。體重過重與顯著的健康風險息息相關，肥胖的人與擁有健康體重的人相比，平均提早七年死亡，因此維持你的體重不往上增加至為重要。

什麼原因導致？

- 遺傳
- 年紀
- 活動量低
- 吃太多
- 喝酒
- 某種荷爾蒙不平衡

假如你的體重超過你身高的理想體重10%，你就被歸類為過重，而超過20%則是被歸類為肥胖。遺傳是一項重要的因子，假如你的雙親都肥胖，你也會有70%的肥胖機率，對比雙親都苗條時，你只有低於20%的機率，而家庭飲食習慣與活動型態，就像你的基因一樣，是預測體重增加的好指標。

過重或肥胖的原因，都是因為吃下的能量來源總量和類型，與用於代謝和身體活動所消耗的總量之間，長期處於不平衡的狀態。體脂肪存量可以透過身體質量指數（BMI）來估算，身體質量指數是一種廣泛使用的方法，可以用來評估一個人的體重是否處於健康範圍之內（見表格）。計算BMI值是將體重（公斤）除以身高（公尺）的平方。

然而，BMI值在某些情況下會產生誤導，例如，肌肉質量異常高的健美運動員，BMI值可能高達30卻不肥胖。研究人員現在發現，相較於體重或BMI值，腰圍尺寸是一個更好的健康指標，因為當脂肪累積在腰部時，會增加第二型糖尿病、心臟病發作或中風的風險。假如你有以下情況，你會有較高風險的健康問題：

- 身為男性，腰圍超過94公分
- 身為女性，腰圍超過80公分

不管你的全身體重為何，試著別讓自己的腰部變得太粗，尤其是年紀漸長之後。

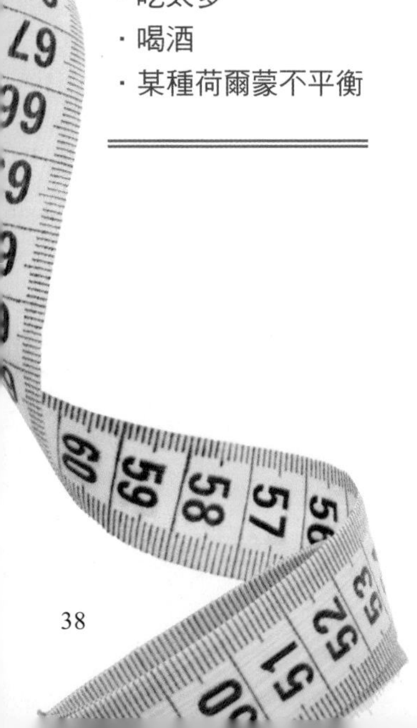

$$\text{BMI值}=\frac{\text{體重（公斤）}}{\text{身高（公尺）}\times\text{身高（公尺）}}$$

計算出來的數字如右方表格說明：

BMI值	體重量級
低於18.5	過輕
18.5～24.9	健康體重
25～29.9	過重
30～39.9	肥胖
40或以上	病態肥胖

你也可以參考下方的快速指南，只要找出你的身高體重，就能找到BMI值的體重量級。

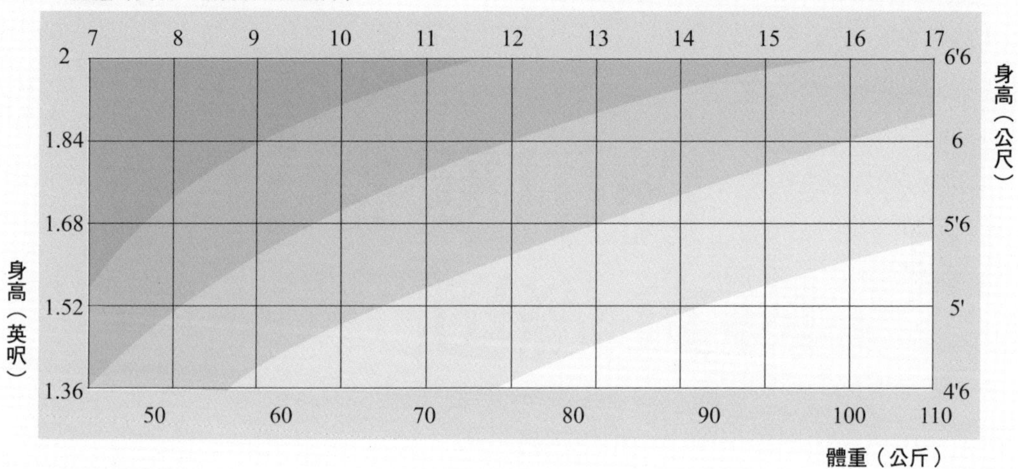

有幫助的食物

胰島素是體內儲存脂肪的主要荷爾蒙，會在血糖濃度上升時釋放，所以要盡可能選擇影響血糖濃度最少的低升糖負擔食物。多吃蔬菜、水果、全穀物食品，不要吃經過加工的精緻碳水化合物（white carbohydrates）。瘦肉與豆類所提供的蛋白質可以快速達到飽足感（參閱第35頁表格）。

飲食選擇

不管你選擇何種飲食型態，重要的是持之以恆，直到達成你身高的健康體重為止。在減少食物攝取時，要隨時注意補充綜合維他命與礦物質來預防營養不足。

你知道嗎？

減重10公斤能降低10／20毫米汞柱血壓，減少50%空腹血糖濃度，降低血液中30%的三酸甘油酯、10%的總膽固醇值，以及15%「壞的」低密度脂蛋白膽固醇，同時增加至少8%「好的」高密度脂蛋白膽固醇。

- 低脂飲食法會把你的脂肪總攝取量限制在能量攝取的30%以下，主要專注於減少（動物性）飽和脂肪，通常在每日能量的7%以下。建議適度攝取單元不飽和脂肪（橄欖油與油菜籽油），以及全穀物碳水化合物，但必須避免精製糖與單糖。經過六個月後，平均可減重5公斤，但18個月後，繼續施行者的體重通常會比初始體重增加0.1公斤。
- 低卡路里飲法食每天提供1,000到1,500大卡的熱量，經過六個月之後，平均可減重6.5公斤，不過，有些人的體重通常會回升，而且繼續施行者在18個月後，平均只能維持減重2.3公斤。
- 非常低卡路里的飲食通常以營養強化的甜飲或風味飲品取代一餐到三餐，每天提供400到800大卡的熱量。在專業指導下，這些飲食方式能幫助你在12～18週後減去13～23公斤。長期下來，這些飲食方式會比傳統上限制卡路里或低脂飲食的方式獲得更成功的減重成果。最新的飲食方式是一週兩天，每天將卡路里攝取限制在500～600大卡，剩餘的五天則隨你吃。（健康又理智的選擇！）
- 低碳水化合物、高蛋白質的飲食法初期會嚴格限制碳水化合物，之後再慢慢加回來。進行至少四週後，體重會迅速下降，而且會比從碳水化合物獲取更高比例能量的飲食方式多減2公斤。根據一項維持12週以上的研究，其減重效果更多出6.5公斤，但長期效益仍然不確定，也還有爭議。

飲食檢查表

- 不要放棄，所有的飲食方式都會奏效，只要你持之以恆。
- 吃東西前先喝一杯水，避免將口渴當成飢餓。
- 每一口都咀嚼久一些，這樣大腦才有更多時間來接收你已飽足的訊息。
- 進食期間要適度停頓，這樣你的用餐時間才會長一點，然後在感到充足的飽足感後就停止進食。
- 紀錄飲食日記，寫下你吃的所有食物，這招在你減重困難時特別有效。

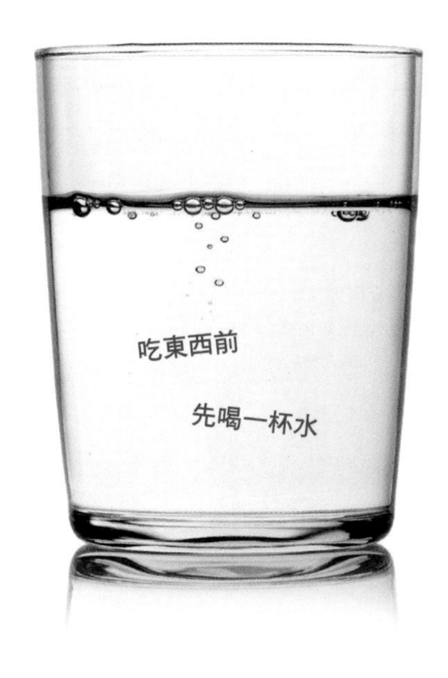

- 低升糖飲食法（Low-glycemic diets）提供了大約40%的碳水化合物，以引響血糖濃度最小的全穀物形式提供，同時也把脂肪攝取限制在能量攝取的大約30%。在一項研究中，人們每天攝取的熱量目標是1,966大卡，其中採用低升糖飲食法的人平均減重10公斤左右，相較之下，採用高升糖飲食法的人則是6公斤左右。雖然熱量的攝取目標相同，但是採用低升糖飲食的人比採用高升糖飲食的人更有飽足感，於是進食量少很多。

該避免的食物

避免不易消化、高糖、高油脂的食物，例如，甜甜圈、蛋糕、餅乾、糕點與甜點。

Recipe

心滿意足火雞肉漢堡排（4人份）

材料

2片黑麥麵包
400公克火雞胸肉，剁碎
4顆紅蔥頭，切片
一把新鮮香草，切碎，例如，荷蘭芹、百里香、香菜
1顆蒜瓣，壓碎
1顆大尺寸雞蛋，打散
現磨黑胡椒

做法

- 把黑麥麵包浸水弄溼，並擠出多餘水分。將所有食材混勻，加入黑胡椒調味後，放入食物調理機強力攪拌。
- 將打好的材料捏成四塊漢堡排，放上燒烤台或烤肉架上烤熟，再和大份量的綜合沙拉一起端上桌。

高膽固醇

High cholesterol

膽固醇雖然聲名狼藉，但是為了健康的細胞膜，也為了製造膽酸、維他命D以及像是動情激素與睪固酮這些固醇類荷爾蒙，你還是需要相當數量的膽固醇，關鍵在於減少「壞的」種類並增加「好的」種類……。

膽固醇是肝臟製造的一種蠟質物質，有一小部分也「既成」（pre-formed）於動物性食物中。血液循環中有兩種主要的膽固醇顆粒，兩者的差異在於他們所容納之脂蛋白的相對大小與重量。低密度脂蛋白（LDL）膽固醇形成較小、較輕的顆粒，與動脈硬化和狹窄有關（見第30頁，動脈粥樣硬化），因此被稱為「壞的」膽固醇。

反之，高密度脂蛋白（HDL）膽固醇形成較大、較重的顆粒，而且大到無法滲入動脈壁。高密度脂蛋白被稱為「好的」膽固醇，是因為它會在血液循環中把「壞的」低密度脂蛋白膽固醇運送到肝臟進行代謝。

膽固醇的理想值並沒有清楚的界定，但卻有個一般指引：

- 總膽固醇要少於5毫莫耳／公升（每公升血液毫莫耳）
- 「壞的」低密度脂蛋白膽固醇要少於3毫莫耳／公升。
- 男性「好的」高密度脂蛋白膽固醇要高於1毫莫耳／公升，女性要高於1.2毫莫耳／公升，越高越好。

如果你心臟病發作的風險很高，你的總膽固醇建議要少於4毫莫耳／公升，其中低密度脂蛋白膽固醇要少於2毫莫耳／公升。

什麼原因導致？

- 家族史
- 不良飲食
- 缺乏運動
- 中廣型（腹部）肥胖
- 甲狀腺功能低下

你知道嗎？

每減少1%低密度脂蛋白膽固醇值，就能降低2%心臟病發作的風險。而每增加1%高密度脂蛋白膽固醇值，心臟病發作的風險也會降低2%。

有幫助的食物

- 吃大量的蔬菜、水果與豆類，能提供減少膽固醇吸收的纖維與阻斷膽固醇吸收的植物固醇，以及預防脂肪在血液循環中氧化的抗氧化劑。氧化的膽固醇是造成動脈硬化與阻塞的主因。
- 多吃全穀物、堅果與種子，有益於維持膽固醇平衡。例如每天吃3公克或超過3公克的可溶性燕麥纖維（約略等於兩大碗麥片粥），能明顯降低血液總膽固醇值。
- 吃添加固醇（sterol）或烷醇（stanol） 的營養強化食物，例如，人造奶油與優格，有助於阻斷膽固醇吸收。
- 以大蒜入菜，多吃大蒜也許不會讓你更有人緣，但大蒜素卻有助於降低膽固醇。
- 瘋堅果，每天吃一把杏仁或一顆酪梨，能提供單元不飽和脂肪，明顯降低總膽固醇值。此外，還要選擇富含單元不飽和脂肪的油品，例如，橄欖油、油菜籽油或堅果油。

你知道嗎？

一項涉及十萬男女的研究顯示，一天吃一顆蛋並不會增加罹患心臟疾病的風險，即便你的膽固醇值因此而升高。

膽固醇檢查表

- 規律運動可以提高高密度脂蛋白膽固醇，降低低密度脂蛋白膽固醇。
- 試著減掉多餘體重。
- 避免油炸，最好以蒸煮、水煮、燒烤、烘烤、煨煮等方式烹調食物。

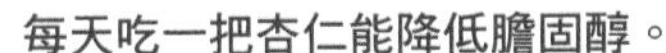

每天吃一把杏仁能降低膽固醇。

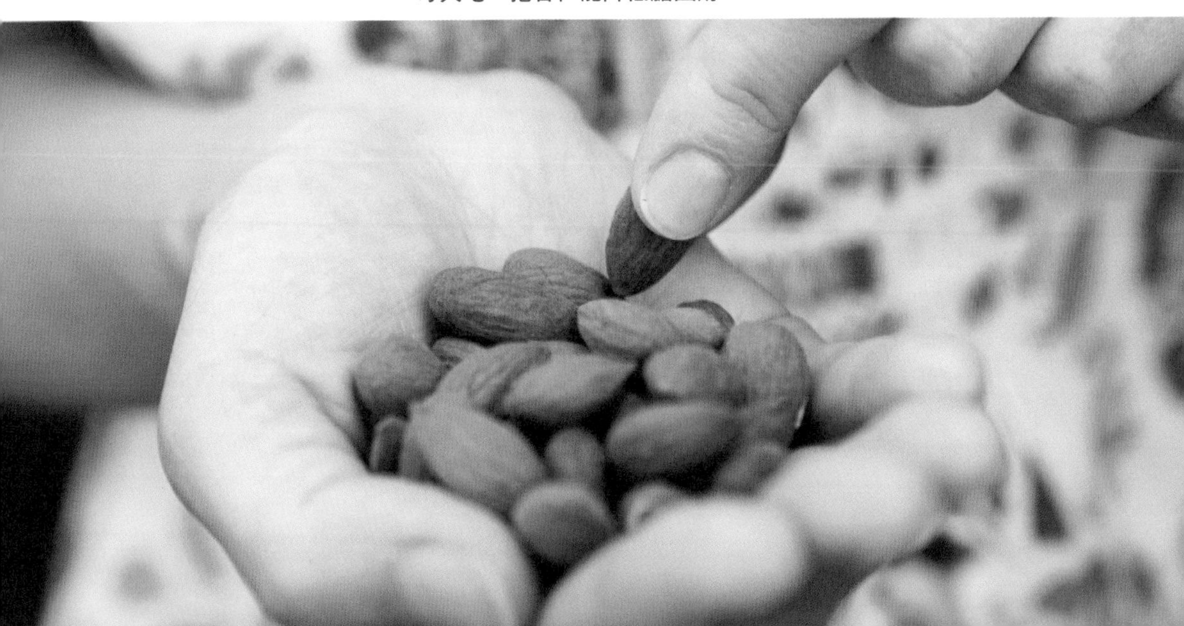

- 選用脫脂或半脫脂牛奶，而不要選擇全脂牛奶製品。
- 減少食用紅肉，目標是一週內食用不超過一次或兩次，而且選擇瘦肉並切去看得見的脂肪。多吃魚肉和包含豆子與豆類植物的素食來加以替代，藉此提供蛋白質、纖維與抗氧化物。

你還是可以吃蛋類這些含有既成膽固醇（pre-formed cholesterol）的食物，只要你適度地吃，大多只會增加很少量的低密度脂蛋白膽固醇，因為蛋類也含有自然降低膽固醇的抗氧化劑、卵磷脂和礦物質。

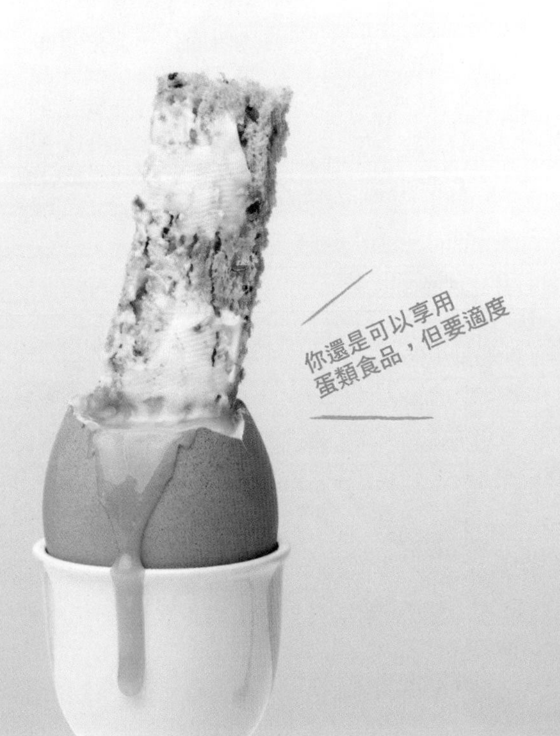

有用的營養補充品

- 植物固醇（plant sterol）、葡甘露聚糖（glucomannan）與佛手柑（citrus bergamot）萃取物能阻斷人體對膽固醇的吸收，有效降低膽固醇，可與史他汀類用藥（statin medication）搭配使用。
- 大蒜萃取物能降低低密度脂蛋白膽固醇，平均達到11%。
- 卵磷脂（lecithin）能提高有益的高密度脂蛋白膽固醇之於低密度脂蛋白膽固醇的比率。
- 燕麥麩皮（oat bran）與洋車前子（psyllium husk）能將腸道中的膽固醇與其他脂肪結合，藉此降低低密度脂蛋白膽固醇。
- 葫蘆巴（fenugreek）有助於降低總膽固醇與低密度脂蛋白膽固醇，而且不會影響高密度脂蛋白膽固醇值。
- 紅麴（red yeast rice）能降低膽固醇的作用方式與史他汀類藥物相同，都是減少肝臟的膽固醇生成。
- 輔酶Q10有助於減少史他汀類藥物造成的副作用，像是肌肉疲軟或疼痛，因為史他汀類藥物會關掉肝臟對於膽固醇與輔酶Q10兩者的生成。

檢查一下

擁有高膽固醇值的人裡，有十分之一的人也有尚未被診斷出來的甲狀腺功能低下。他們緩慢的代謝表示膽固醇的分解作用衰退，但他們的膽固醇製造功能卻正常如昔。一旦診斷出來，在治療上使用甲狀腺素，就可以降低高達40%的膽固醇值。

該避免的食物

減少本身含有既成膽固醇的食物來源（見右表）。一般建議是，一天膽固醇攝取量不要超過300毫克，相當於一顆蛋黃所提供的量。假如你的膽固醇值很高，可能要限制攝取量在200毫克以內。你的肝臟每天會從飽和脂肪製造出800毫克左右的膽固醇，因此要少攝取奶油與肉類脂肪。

注意 假如你正在服用史他汀藥物，確認一下藥物服用說明；葡萄柚汁會與某些史他汀藥物作用，而減少藥物在血液中的量，要小心避免這種狀況發生。

食物	每100公克的膽固醇含量
豬肝	700毫克
羊腎	610毫克
魚子醬	588毫克
羊肝	400毫克
雞肝	350毫克
小牛肝	330毫克
明蝦	280毫克
雉雞肉	220毫克
奶油	213毫克
烏賊	200毫克
鴨肉	115毫克
龍蝦	110毫克
硬質乳酪	100毫克
雞腿肉	105毫克
紅肉	100毫克
雞白肉	70毫克

Recipe

健康多多雞塊

材料

油品噴霧（橄欖油或油菜籽油）
1顆大尺寸放養雞雞蛋，打散
2湯匙的第戎芥末醬（Dijon mustard）
2把的大燕麥
一把切碎的杏仁
1湯匙普羅旺斯綜合香料
現磨黑胡椒
400公克的雞胸肉，去皮、切成一口大小

做法

- 烤箱預熱至200℃／瓦斯爐刻度6。在不沾黏的烤盤上噴一些油。
- 把雞蛋和芥茉醬在小型料理碗中攪拌均勻，再把燕麥放進食物調理機打成粗磨顆粒大小，然後倒入裝有杏仁與香草的可密封食物袋，用黑胡椒好好調味。
- 把每塊雞肉都沾上蛋汁／芥末混合液，一次一塊放入混合燕麥的袋子中，搖一搖。等所有雞塊都放進袋子後，密封好好搖一搖，確保所有雞塊都裹上沾料。
- 雞塊排在烤盤上，烤20～30分鐘或等汁液流出，便可與大份量綜合沙拉一同上桌，並附上由杏仁油、核桃油或酪梨油與檸檬汁和大蒜製成的醬汁。

糖尿病 Diabetes

血糖濃度高於正常範圍會引發糖尿病，全世界有十分之一的成人與糖尿病為伍，而且人數還在增加中，何況還有許多人尚未經過診斷。飲食有助於避免罹患第二型糖尿病，就算一天吃一顆蘋果都有保護效果。

什麼原因導致？

第一型：
- 家族史
- 早斷奶改喝牛奶
- 病毒感染

第二型：
- 家族史
- 肥胖
- 缺乏活動
- 不良飲食
- 某些處方用藥（例如皮質類固醇）
- 抽菸

罹患第一型糖尿病的人通常都在40歲以下，而罹患第二型糖尿病的人一般都是超過40歲而且體重過重的人，但也有可能提早發生，甚至是發生在肥胖的兒童身上。血糖濃度一般都是嚴密控制在限定範圍內，當血糖過低時，肝臟就會製造額外的葡萄糖；當血糖過高，胰臟就會分泌胰島素這種荷爾蒙，胰島素扮演很重要的角色，能將葡萄糖從血液循環運送到肌肉和脂肪細胞作為燃燒的燃料，或儲存為肝醣（澱粉的一種）或脂肪。

症狀	第一型糖尿病	第二型糖尿病
極度口渴	是	不常
過度飲水	是	不常
體重減輕，儘管感到飢餓而且吃很多	是	不會，體重增加而且通常會變成肥胖
疲憊、精神委靡、疲倦	是	可能會
感到不適	經常	不常，但會發生
反覆感染，例如膀胱炎、鵝口瘡與癤	經常	經常
視力模糊	經常	不常，但會發生

你知道嗎？

肥胖男性罹患第二型糖尿病的機率是擁有健康體重的七倍，而肥胖女性的患病風險則是二十七倍。

罹患第一型糖尿病的人，其中有二十分之一與胰臟缺乏製造胰島素的細胞有關，而發生的原因仍未完全釐清。大部份糖尿病患者都是第二型，他們能製造些許胰島素卻不足以滿足需求，至少在初期，當細胞對胰島素的效果不再產生反應，胰島素的濃度往往會高於正

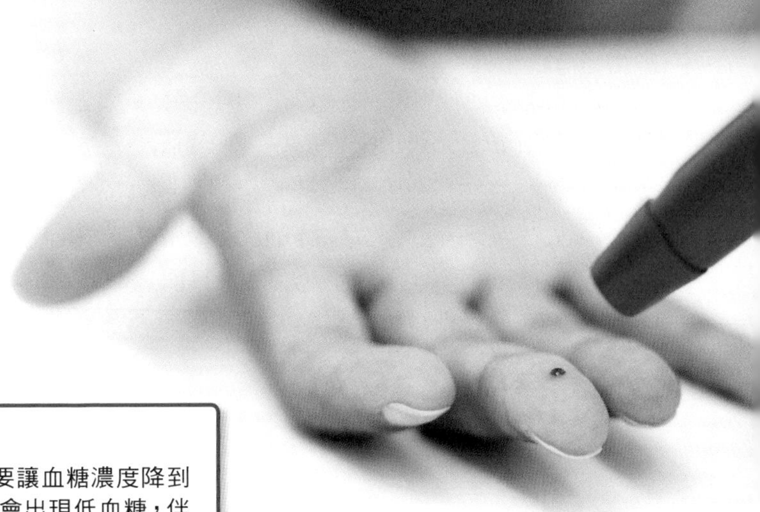

警告

如果你正在服用糖尿病藥物，不要讓血糖濃度降到4毫莫耳／公升以下，否則你可能會出現低血糖，伴隨暈眩、出汗、顫抖、虛弱與意識混亂。

常，這種狀況稱為「胰島素抗性」（insulin resistance），大多是因為缺乏運動、過重或肥胖所造成。

正常情況下身體會對血糖濃度維持嚴格管控，使其抑制在3.9～5.6毫莫耳／公升左右。在發展成第二型糖尿病之前，血糖濃度會有一段時間高於正常值（糖尿病前症的空腹血糖為5.6～6.9毫莫耳／公升），一旦空腹血糖升高到7毫莫耳／公升，就會被診斷為糖尿病。

持續升高的血糖濃度會攻擊血管內壁，造成全身性傷害，如果你還有控制不良的高血壓、高膽固醇或高三酸甘油酯，亦或抽菸習慣，失明、腎衰竭、心臟病發作、壞疽或中風這些併發症就會更快發生（參閱糖尿病檢查表）。

糖尿病檢查表

- 試著減掉多餘體重，假如你有第二型糖尿病又體重過重，減去10公斤多餘脂肪可以降低50%空腹血糖濃度。
- 多運動，運動可以透過作用於脂肪細胞上的效果來改善胰島素敏感性，並增進肌肉中的葡萄糖燃燒量。
- 戒菸！抽菸已經被確認為發展成第二型糖尿病的危險因子，而且大幅度增加併發症發生的風險，例如，高血壓、動脈粥樣硬化、心臟疾病與中風。
- 定期監控你的血糖濃度，醫生會告訴你應該達到的血糖濃度目標，尤其是在你的飲食與生活形態發生重大改變時。
- 配戴醫療警示身分證，在就醫時協助醫護人員正確判斷。

有幫助的食物

- 用健康的單元不飽和脂肪（例如，橄欖油、酪梨、杏仁、夏威夷豆）與omega-3脂肪酸（例如，來自富含油脂的魚類與核桃）取代飲食中的某些碳水化合物。
- 採用全穀物、高纖、低升糖指數的地中海式飲食，食用大量蔬菜、水果、莓果、魚類以及橄欖油。水果雖然含有天然糖，但大部分的升糖指數屬於低到中等，不會過度升高血糖濃度，不過，即使如此還是不要過度食用水果乾。
- 一天吃一顆蘋果，一項涉及38,000名女性的研究顯示，那些每天至少吃一顆蘋果的人，罹患第二型糖尿病的機率比不吃的人少28%。
- 多吃李子與葡萄，初步研究顯示，李子能改善脂肪細胞的胰島素敏感性，並降低血糖濃度。紅葡萄與黑葡萄富含抗氧化劑，能促使第二型糖尿病患者的胰臟製造胰島素，預防腎臟損傷。

有用的營養補充品

- 綜合維他命與礦物質的營養補充品能減少糖尿病引起的感染風險。
- 如果你的葡萄糖耐受度與胰島素抗性不足，鉻、鎂與硒能加以改善。
- 作用於胰島素受體上的肉桂與韓國人參，可以改善葡萄糖耐受度。
- 共軛亞麻油酸（conjugated linoleic acid）能改善脂肪細胞的胰島素抗性。
- 輔酶Q10能改善胰臟中生產胰島素之細胞的功能。
- 維他命C能減少血糖濃度升高所引起的傷害。
  注意 維他命C會影響糖化血紅蛋白檢測（HbA1c blood test）與尿糖檢測（urinary glucose test），檢測前請告知醫生。
- 硫辛酸（alpha-lipoic acid）會增加肌肉細胞的葡萄糖攝取，而且有助於預防神經與腎臟的傷害。
- 山桑子萃取物能預防眼睛的併發症，包括糖尿病視網膜病變（diabetic retinopathy）與白內障。
- 松樹皮萃取物──碧蘿芷(Pycnogenol)──與銀杏能改善微血管的血液循環與胰島素抗性。

此外，黑巧克力、可可亞粉、肉桂、薑、葫蘆巴、薑黃、小茴香、香菜、芥末籽以及咖哩葉，全都有些證據證明能夠改善血糖控制。

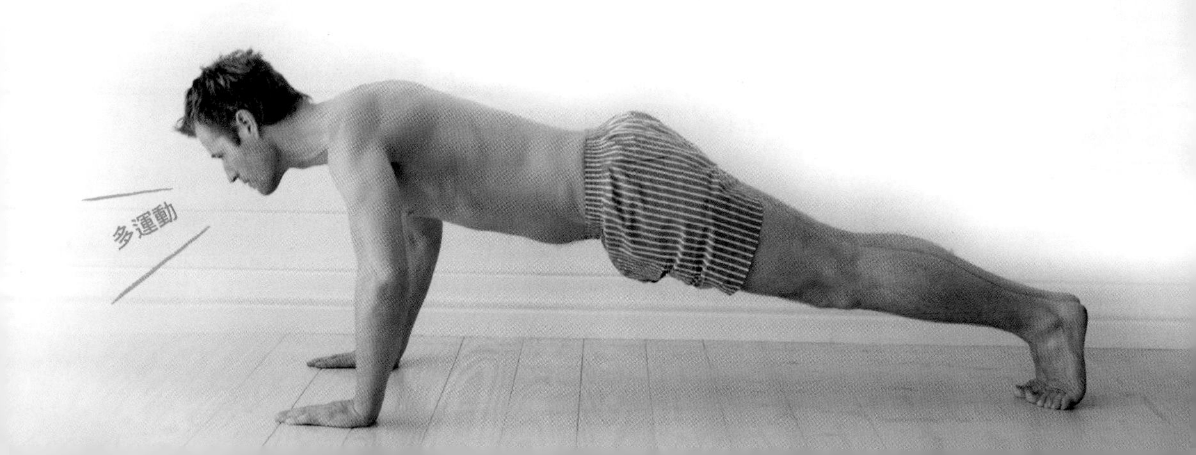

該避免的食物

- 糖、酥餅、蛋糕、甜甜圈、玉米脆片、糕點、白吐司以及馬鈴薯這些食物，含有會被快速消化的碳水化合物，會造成血糖濃度的大幅波動，要減少食用。
- 少吃高升糖指數的食物，如果你一定要吃，就搭配一些低升糖指數的食物來平穩血糖濃度的波動（見第32頁）。你可以在雪梨大學提供的網頁（www.glycemicindex.com）上查到將近2,000種食物的升糖指數值。

一天吃一顆蘋果

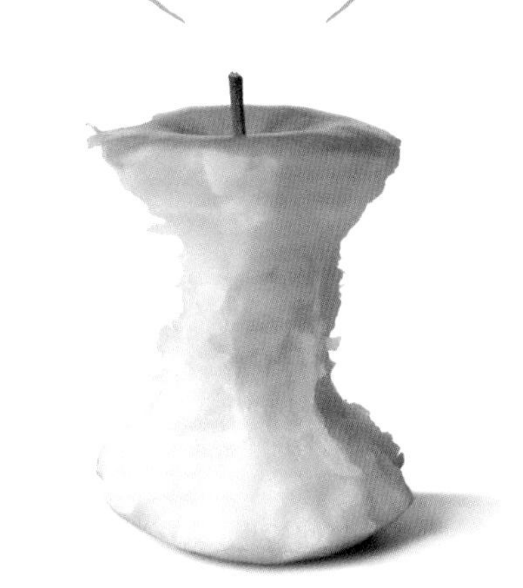

Recipe

燉水果 （4人份）

材料

3顆紅色去皮的食用蘋果，去核切碎
6顆成熟的李子，切半去籽，切碎
一把無籽紅／黑葡萄，切半
1茶匙的肉桂粉
1顆八角茴香
1顆檸檬的果皮屑與果汁
甜菊糖（自由選擇）

做法

- 把水果、辛香料與檸檬汁／果皮屑放進平底鍋，稍微煨煮，攪拌直到熟軟（5～8分鐘）。去掉八角茴香。
- 以甜菊糖——一種天然、零卡路里、不會影響血糖濃度的甜味劑——添加甜味並試味道（必需時）。

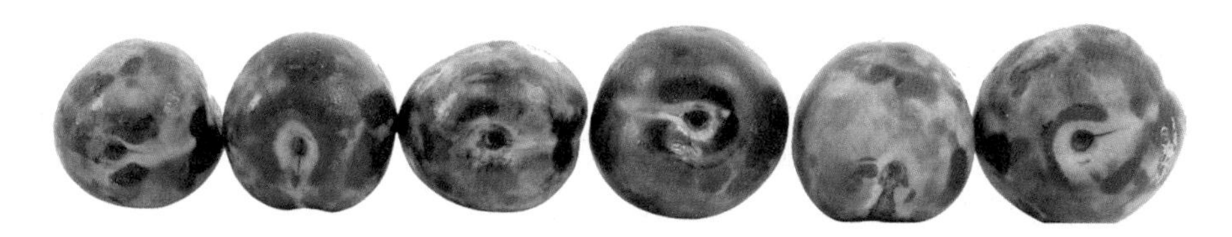

高血壓
High blood pressure

血液循環必須有一定的壓力才能維持血液在身體裡流動，但是當壓力過高時會增加罹患嚴重疾病的風險，包括心臟衰竭或腎衰竭與中風。改善飲食能明顯降低你的血壓。

什麼原因導致？

- 年紀增長
- 家族史
- 抽菸
- 飲酒過量
- 壓力
- 缺乏運動
- 體重過重
- 不健康飲食

你的血壓（BP）讀數是由兩個數值組成，較高的數值是心臟收縮時的動脈收縮壓（systolic pressure），較低的數值是心臟在兩次跳動間休息的動脈舒張壓（diastolic pressure）。由於血壓是根據其所能支撐的汞柱高度來測量，所以單位寫做毫米汞柱（mmHg），而理想的血壓讀數是介於90／60毫米汞柱到120／80毫米汞柱之間。

為何高血壓有害？

一天之中從白天到晚上你的血壓會隨著情緒與生理活動狀況而改變。但是當你罹患高血壓，你的血壓會一直維持得很高，即使是處於休息狀態。每三位成年人中就有一位罹患高血壓，而且年紀越大越普遍，所以65歲以上，每三人就有兩人得到高血壓。

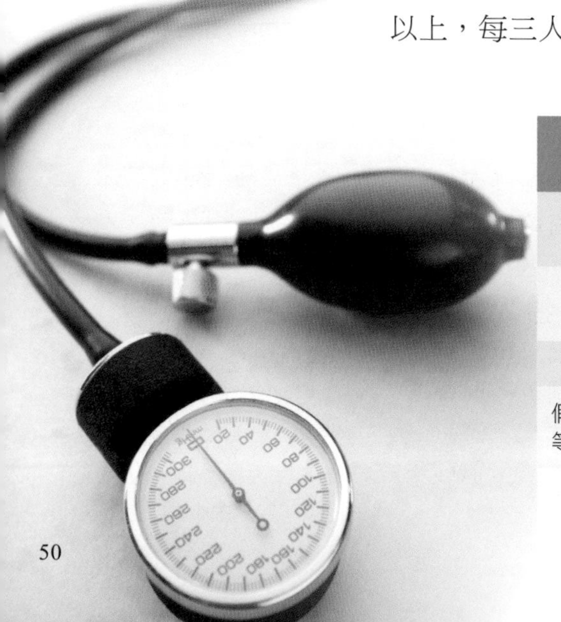

血壓分類	血壓（毫米汞柱）
理想血壓	介於90／60到120／80之間
偏高血壓	介於120／80到139／89之間
高血壓	經常維持140／90或更高

假如你的上位數值大於或等於140，或者下位數值大於或等於90，不管另一個數值如何，你都可能有高血壓。

高血壓經常被稱做「沉默的殺手」，因為它發生時沒有什麼症狀，即使血壓高到危險也沒有。高血壓會損害血管內壁造成動脈硬化與狹窄（動脈粥樣硬化），於是心臟必須更努力跳動才能將血液泵入逐漸僵直且失去彈性的動脈中，因此會增加心臟幫浦衰竭與心臟病發作的風險。受損的血管還會增加中風、失明、腎衰竭、失智症、血液循環不良（周邊血管疾病），以及男性勃起功能障礙的風險。

你知道嗎？

舌頭上的鹹味受器（salt receptors）至少需要一個月的時間來調整與察覺較低的含鹽濃度。假如食物嘗起來平淡無味，可以改加黑胡椒、香草與辛香料來調味。萊姆汁可以幫助味蕾察覺到鹹味。

有幫助的食物

得舒飲食（The Dietary Approaches to Stop Hypertension, DASH）試驗指出，依照下列規則飲食，能在八週之內顯著降低你的血壓：

多吃：蔬菜、水果、全穀物、家禽肉、魚與低脂乳製品
少吃：紅肉、油脂、高膽固醇食品、加糖甜食

這個飲食法會增加你對鉀的攝取，而鉀是一種礦物質，能將身體裡多餘的鈉透過腎臟沖出。高鉀食物包括香蕉、酪梨、地瓜（含皮）、抱子甘藍、菠菜、綠花椰菜、原味低脂優格、甜菜根與甜菜葉、芹菜、豆子、扁豆、荷蘭芹與鼠尾草。

- 增加omega-3脂肪酸，鮭魚、鯖魚、鮪魚、沙丁魚、亞麻仁籽、南瓜籽與葵花籽不但能加速omega-3必需脂肪酸的攝取，也是鉀的良好來源。
- 喝甜菜根汁，有時一天一杯能明顯降低血壓，因為甜菜根含有高量的亞硝酸鹽，能幫助血管擴張。
- 試試洛神花茶，美國心臟協會的研究表示，一天喝三次洛神花茶能明顯降低血壓。
- 試試石榴汁，來自愛丁堡瑪格莉特皇后大學的研究人員指出，每天飲用石榴汁，持續四週後能明顯降低血壓。

假如食物嘗起來平淡無鹹，改加黑胡椒、香草與辛香料來調味

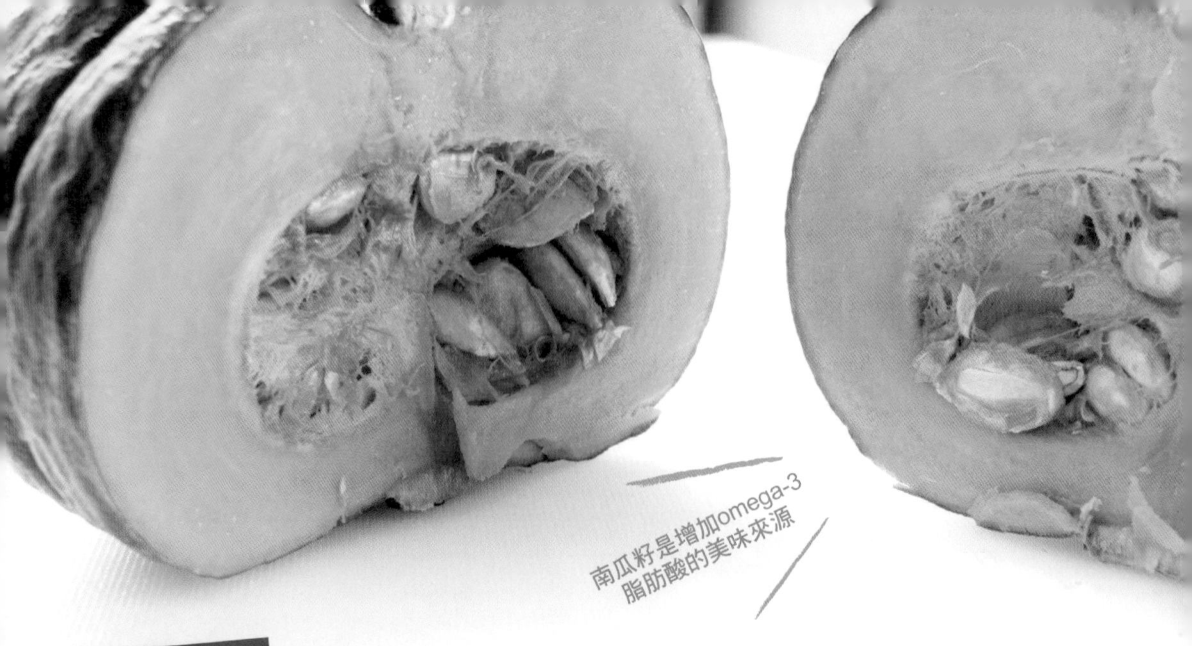

該避免的食物

- 減少鹽分攝取，食鹽（氯化鈉）會促使體液滯留在血液循環中，進而提高血壓。減少鹽分攝取不是遠離鹽罐而已，還要確認一下食品標示中的鈉含量。一般而言，每100公克的食物或者每一份少於100公克的包裝時：

  含鈉**0.5**公克或超過，即為**多鹽**；
  含鈉**0.1**公克或少於，即為**少鹽**。

  同時還需要排除高鹽食品，像是加鹽脆片、加工過的肉品（例如，火腿、培根、薩拉米香腸和熱狗）、乳酪、抹醬、醬包、肉湯以及即食餐。

- 減少食用加工過的穀物並排除糖類，避免吃精製化的澱粉類碳水化合物，例如，白吐司、義大利麵、米、馬鈴薯以及糕點、蛋糕、酥餅、餅乾這些麵粉製品。

- 避免食用甜食、氣泡飲料與巧克力，這些食物會提高胰島素的分泌量，胰島素目前已知會作用於腎臟，升高血壓。

高血壓檢查表

- 減掉多餘體重，就算只減掉一些些，也會產生改變。
- 保持活躍，大多數的日子都要運動。
- 停止抽菸，抽菸加上高血壓，會急遽增加心臟與肺部疾病的風險。
- 減壓，冥想或放鬆療法都會有所幫助。
- 每年檢查一次血壓。
- 服用維他命D，維他命D不足是高血壓的風險因子。

- 盡可能避免飲用含咖啡因的飲料，這些飲料對血壓會有負面影響。
- 理智地飲酒。雖然一個單位或二個單位的酒精會有放鬆效果和好處，但喝太多就會升高血壓。限制你的每日飲用量，女性不超過二個單位或三個單位，男性不超過三個單位或四個單位，同時制定規律的無酒日。請至www.drinkaware.co.uk追蹤你飲用的酒精單位數。

你知道嗎？

正念禪修（mindfulness meditation）與超覺靜坐（transcendental meditation）能明顯降低高血壓。

Recipe

皮塔餅脆片與甜菜根核桃香草沾醬（4人份）

材料

250公克包裝的熟甜菜根
香菜與荷蘭芹各一小把
50公克的去殼核桃
1～2顆蒜瓣，壓碎
3茶匙特級初榨橄欖油
2茶匙紅酒醋
現磨黑胡椒

皮塔餅脆片部分：

1包全麥皮塔餅
刷麵包用的橄欖油
現磨黑胡椒

食譜來源：www.lovebeetroot.co.uk

做法

- 烤箱預熱至180℃／瓦斯爐刻度4。
- 把甜菜根與香草粗略切過，與核桃、大蒜一起放入食物調理機，打成粗顆粒的醬泥。
- 加入油與醋，並以大量現磨黑胡椒調味，試試口味，調整味道，如果甜菜根太甜，可能會需要多加點醋。調好味道後，先擱置一旁讓味道融合，同時開始製作皮塔餅脆片。
- 皮塔餅脆片部分，將每一塊皮塔餅斜切成2～3塊長片，然後輕輕將每片分成兩半，排在烤盤上，刷上橄欖油，再以現磨黑胡椒調味。放入烤箱烤10～15分鐘，或者等皮塔餅片烤得又乾又脆。烤好的脆片可以在密閉錫罐中保存至少一星期。

冠狀動脈心臟病

Coronary heart disease

心臟病發作有三分之一都與不健康的飲食有關。當用來輸送血液到心臟的冠狀動脈變狹窄，心臟的肌肉細胞就有可能接收不到足夠的所需氧氣，因而導致冠狀動脈心臟疾病（coronary heart disease），又稱為「冠狀動脈疾病」（coronary artery disease）。

心臟一分鐘收縮放鬆大約70次，每天100,800次，所以人的一生平均會超過27.6億次。只要心臟持續跳動，就會比身體其他肌肉需要更多的燃料與氧氣。血液供應不足會導致心臟肌肉缺氧而痙攣，最後造成心絞痛（angina），這種感覺就像胸骨後方有一股緊迫的壓力、鬱悶感或隱痛，而且可能會蔓延到頸部、下顎或向下延續到左臂。心絞痛通常發生在運動期間，而且會在休息的幾分鐘內消逝。

當心臟的血液供給嚴重受損時（例如有血塊阻塞），長時間的缺氧會導致心臟肌肉細胞壞死，也就是所謂的「心臟病發作」。心臟病發作的疼痛與心絞痛類似，但是隨時都有可能會發生，而且不會因為休息而緩解，疼痛的時間通常持續更久也更為劇烈，還可能伴隨著出汗、臉色蒼白、暈眩或呼吸急促。電影裡心臟病發作的受害者會露出痛苦的表情並緊捂著胸口，但這種「好萊塢式的心臟病發作」在現實生活中並不常見。心臟病發作的前

什麼原因導致？

- 家族史（母親在60歲前心臟病發作，父親則是在45歲前）
- 抽菸
- 久坐不動的生活型態
- 控制不佳的高血壓或糖尿病
- 高膽固醇
- 肥胖
- 壓力

你知道嗎？

有三分之一的人口將會經歷心臟病發作，雖然傳統上認為心臟病是屬於男性的疾病，但是女性死於心臟病發作的人數卻是乳癌、卵巢癌與子宮頸癌三者死亡人數總和的三倍。

不要拖延

延誤就醫是無法從心臟病發作中存活下來的原因，如果你認為自己可能就要心臟病發作，要馬上叫救護車，然後嚼一片阿斯匹靈來幫助溶解血栓，接著平躺保持鎮定。

兆通常是疲倦、消化不良或胸口不適（而非疼痛），而且會有排便的迫切需要。在年長的人群之中，心臟病發作時，除了極度疲倦外，可能會有少數症狀或身體不適。

有幫助的食物

- 多吃全穀物、蔬菜、水果、豆子、堅果與種子，心臟病發作有三分之一都與不健康的飲食有關，因為吃太多加工食品與過度精製的碳水化合物（尤其是糖與麵粉）。
- 選擇單元不飽和脂肪與omega-3脂肪，可從橄欖油、油菜籽油、酪梨、核桃、杏仁與夏威夷豆取得。
- 多吃富含油脂的魚類，例如，鮭魚、沙丁魚、鯖魚、鯡魚（參閱第26頁），這些魚類含有omega-3，能幫助降低三酸甘油酯（血液循環中的有害脂質），防止有害血栓形成並預防心律不整。
- 選擇健康的零食來取代餅乾或甜食，例如，新鮮水果或水果乾以及不加鹽調味的堅果。吃燕麥、堅果和豆子能幫助降低膽固醇值。
- 選擇全穀物製做的麵包、米與義大利麵，而不是精製化的製品。

心臟健康檢查表

- 平日規律運動至少30～60分鐘，才能使心臟強健。
- 減掉多餘體重，尤其是腰部的更年期肥肉（menopot），多餘的體重會增加心臟的工作負擔。
- 停止抽菸，菸草會損害動脈內壁，加速心臟病發作。
- 避免過多壓力。
- 把飲酒量限制在建議範圍內，過量會導致心律不整。
- 清楚知道你的血壓與膽固醇值，並透過飲食、生活型態與任何需要的處方藥物來嚴密控制既存的危險因子，例如，高血壓、糖尿病與高膽固醇。

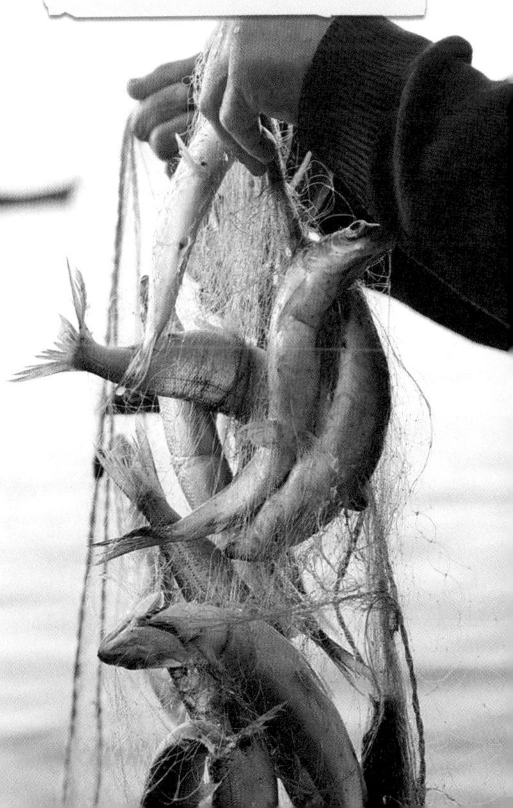

油脂豐富的魚類
可預防心律不整

你知道嗎？
每天喝四杯茶能減低一半心臟病發作的風險。綠茶、白茶與紅茶是抗氧化劑類黃酮的豐富來源，其他重要的類黃酮來源包括大蒜、洋蔥與蘋果。

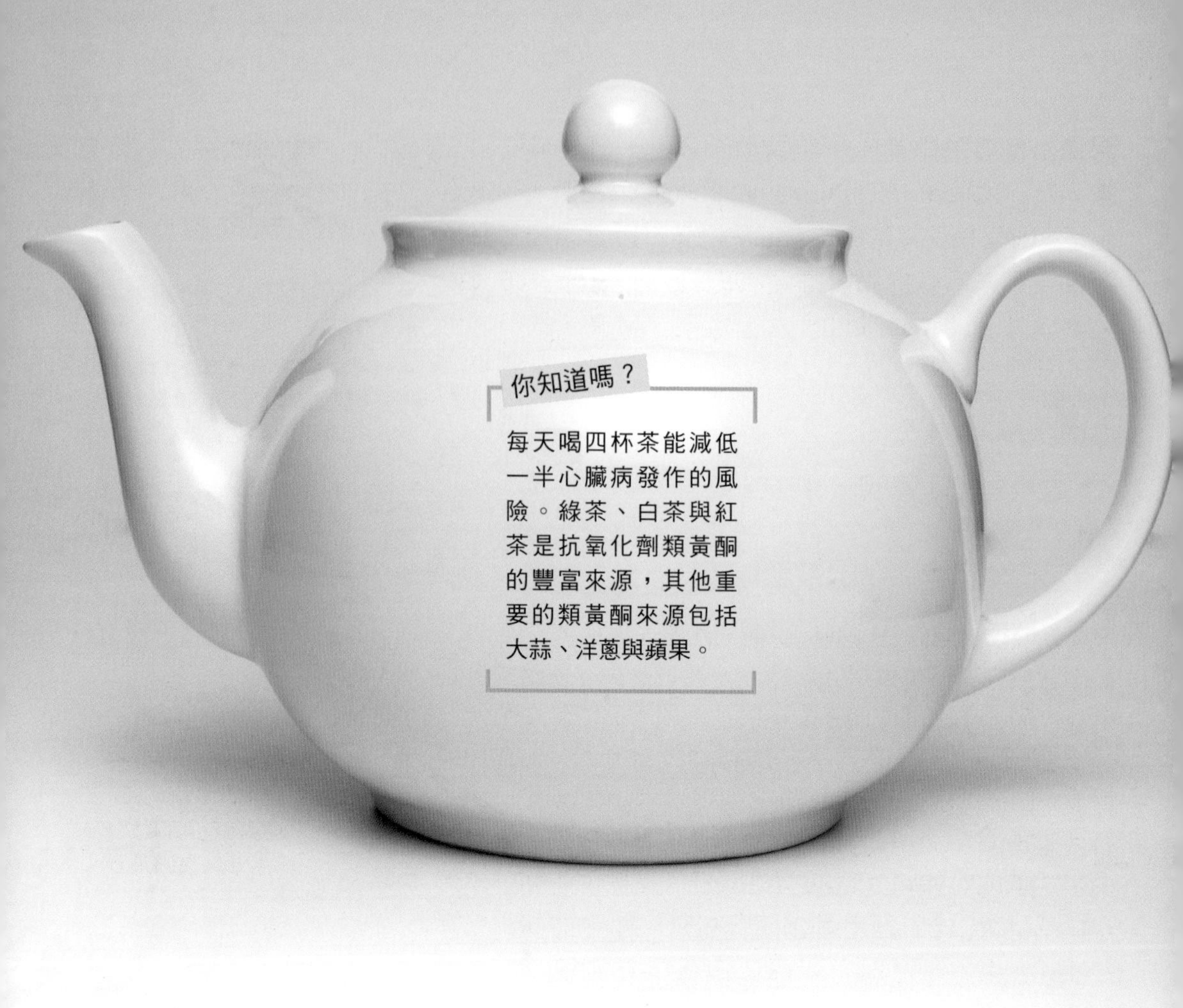

地中海魔法

在《新英格蘭醫學期刊》（*New England Journal of Medicine*）上發表的一篇研究發現，遵循地中海飲食法（Mediterranean diet）來補充特級初榨橄欖油（每週1公升）或木本堅果（每天30公克的橄欖油，或者的核桃、杏仁與榛果）的參與者，與接受傳統低脂飲食法且未被要求減少熱量的人相比，可以降低將近三分之一心臟病發作或中風的風險。參與者還被允許一週最多飲用七杯葡萄酒，但禁止非酒精飲料與糕點。

鎖定的目標是神奇的「一天五蔬果」（或者更多），經由蔬菜、水果與沙拉來獲取有益的纖維、維他命、礦物質、抗氧化劑以及植物荷爾蒙。以習慣吃番茄或番茄製品的人為例，他們比不常吃的人還不容易罹患心臟疾病。

該避免的食物

- 少吃蛋糕、酥餅、糕點、油炸食品、奶油、鮮奶油、豬油以及全脂牛奶或乳酪，藉此來維持健康體重。
- 把加工肉品的食用減到最少，而且一週不吃超過一次或二次去除過多肥肉的紅肉。
- 雞肉或火雞肉去皮。
- 避免過鹹的食物，無論烹調時或上桌後都不要加鹽（參閱第50頁高血壓）。

有用的營養補充品

- omega-3魚油能降低血液黏稠度和降血壓，還能預防心律不整，尤其是在心臟肌肉的血液供應不良時。
- 磷蝦油（Krill oil）所含的有益脂肪酸，與omega-3魚油的營養補充品一樣，還附有額外的抗氧化劑。
- 維他命D能減少動脈壁上形成硬化與窄小的鈣質沉積。
- 鎂與鉀對動脈擴張有直接作用，而且能將多餘鹽分排出體外，有助於降低血壓。
- 輔酶Q10對心臟肌肉細胞內的能量製造十分重要，能幫助動脈擴張、降低血壓，並幫助心臟肌肉幫浦更有效率運作。
- 大蒜有助於降低膽固醇和血壓，以及預防動脈硬化與窄小。
- 橄欖葉萃取物所含的有益多酚，比特級初榨橄欖油高出三十倍，能減少有害血栓，促進冠狀動脈血流。
- 番茄萃取物含有抗氧化物茄紅素，還有一種減少血小板黏度的物質。

Recipe

鯡魚伴橄欖油與杏仁（4人份）

材料

4湯匙的橄欖油
4片鯡魚排，去骨
4枝新鮮的迷迭香，切碎
1片月桂葉
1顆檸檬，切片
袋裝綜合沙拉葉或芝麻菜
一把杏仁片

做法

- 用橄欖油嫩煎鯡魚排、迷迭香、月桂葉與檸檬片8分鐘，或等到魚肉熟透。將魚排撈出，放在鋪好的沙拉葉上，灑上杏仁片。

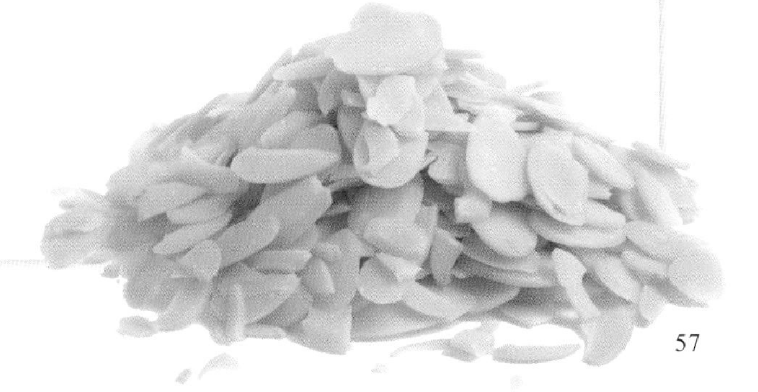

中風 Stroke

如果你活到85歲，你會有五分之一的機會經歷中風。預防中風的因素，相似於維持健康的血液循環和預防心臟病發作的因素，因為他們都會影響到腦部的血液供應。

什麼原因導致？

- 年歲增長
- 家族史
- 動脈粥樣硬化
- 高血壓
- 糖尿病
- 高膽固醇
- 抽菸
- 飲酒過量
- 缺乏運動
- 心律不整
- 心臟瓣膜受損
- 製造過多血球細胞：紅血球增多症（polycythaemia）

注意 中風有三分之一是無法預測的，可能起因於腦循環的先天缺陷或異常，例如，小型的漿果樣動脈瘤（'berry' aneurysm）。

即時行動

如果你察覺某人可能有中風的跡象，馬上叫救護車，立即治療有助於減輕傷害。

中風是由於腦部的局部血液供應中斷，造成身體一處或多處突然不聽使喚，主要有三種類型：

- 腦血栓（thrombosis），腦動脈裡有血栓形成，發生比例占45%。
- 腦栓塞（embolism），血栓在血液循環中的任何地方形成，最後隨血流移動到腦部並停留，發生比例占35%。
- 腦出血（haemorrhage），血管破裂導致腦內出血或腦部表面出血，發生比例占20%。

預防中風檢查表

- 停止抽菸，抽菸使你中風的風險加倍。
- 維持健康的體重，藉此減低發展成高血壓的機率。
- 每天運動。
- 清楚知道你的血壓、血糖與膽固醇值，並確實好好控管。

根據腦部受損的部位，中風的症狀與跡象也會有所不同，但通常都來得很快，例如：

- 突然失去意識
- 混亂或記憶喪失
- 身體一處或多處失去運動能力，通常都發生在身體同一側，例如，左臂、左腿與左半臉。
- 身體局部麻痺
- 言語困難或吞嚥困難

每十位死於中風的人，其中就有四位可以獲救，只要他們的血壓在控管之下。

有幫助的食物

- 採用低升糖指數飲食法（low-GI diet），多吃全穀物，少吃加工的碳水化合物。
- 一天五蔬果，每天至少吃五到六份蔬果，可減少30%的中風風險。
- 喝石榴汁、葡萄汁或柳橙汁，一天一杯可減少高達四分之一的中風風險。
- 多吃魚，每週都吃魚可以降低12%的中風風險，每週每增加一份攝食量還可以額外降低2%，因為魚油能減少異常的血栓形成。
- 減少攝取鹽和酒精，兩種攝取過多都會造成高血壓。

有用的營養補充品

- 維他命C，體內維他命C多的人，中風的可能性比別人少26%。
- 維他命D，體內維他命D多的人，經歷中風的可能性會減半。
- 硒，體內硒含量低會讓致命中風的風險增加為四倍。
- 鈣、鎂、輔酶Q10有助於降低血壓。
- 大蒜有助於降低血壓、膽固醇、三酸甘油酯以及血液黏稠度。
- 人工合成葉酸（folic acid）能預防動脈粥樣硬化。
- 靈芝能減少異常的血栓形成，降低血壓與低密度脂蛋白膽固醇。
- omega-3魚油能減少血液黏稠度和三酸甘油酯。

Recipe

紅寶石石榴蘋果香蕉奶昔

材料

100公克的紅寶石石榴籽
1根中等尺寸的香蕉
1湯匙的原味優格
200毫升的含果肉鮮榨蘋果汁

食譜來源：www.rubyredpomegranate.co.uk

做法

- 把石榴籽放入果汁機，強力攪打30～40秒後再過濾，把果汁機裏的石榴籽沖洗乾淨。
- 把香蕉、優格、石榴汁與蘋果汁放入果汁機，攪打成奶昔狀。

青春痘

Acne

雖然青春痘經常被當成青少年的專屬問題，但它其實會逐漸持續到成年期，有些人甚至要到老年才會出現第一次青春痘。不良飲食會使症狀惡化，但巧克力可能沒有你想的糟糕……。

青春痘是一種發炎性皮膚病，原因是阻塞的毛囊受到感染。當皮脂腺在雄激素的影響下分泌了過多的油脂（皮脂）時，青春痘就會發生，同時皮膚細胞也會加速分裂而阻塞毛囊，將皮脂堵在毛囊裡，形成變大的典型黑頭或白頭粉刺。皮膚酸性的改變會促進痤瘡丙酸桿菌（Propionibacterium acnes）過度孳生，這種細菌會以堵在毛囊裡的皮脂為食，然後引起發炎。

什麼原因導致？

- 油脂腺對雄激素的敏感度增加
- 細菌分泌物導致發炎
- 皮膚細胞過度生長而造成堵塞

青春痘可分為三種：

- 輕度痤瘡，主要為粉刺，白頭粉刺為閉鎖性，黑頭粉刺則是開放性。
- 中度痤瘡，主要為發炎性，包括膿疱與丘疹（伴隨更深層感染的皮膚隆起）。
- 重度痤瘡，沿著發炎的丘疹與膿疱長出結節與囊腫，有很高的機率會留下疤痕。

青春痘檢查表

- 認真面對青春痘，治療能預防留下永久性疤痕。
- 不要擠痘痘，擠痘痘會使感染擴散，留下持續更久的斑點與疤痕。
- 選用標示「不形成粉刺」的水性化妝品與護膚產品。
- 詢問醫生該如何治療。
- 持之以恆，治療會耗費八週甚至更久才會奏效。
- 如果你的皮膚一直沒有改善，請改看皮膚科醫生。
- 換膚、雷射治療與填充注射這些美容治療能減少痘疤。

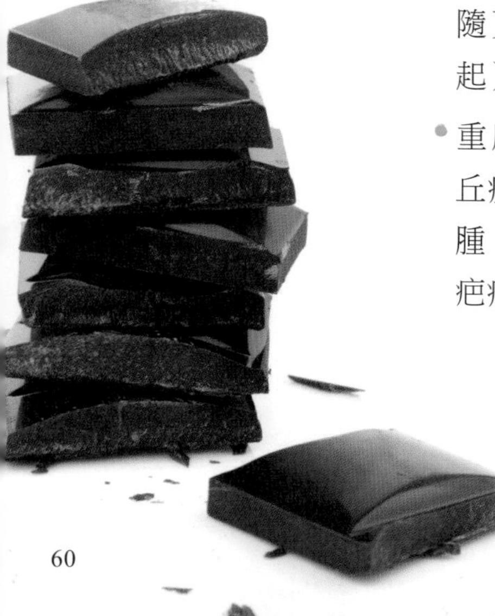

黑巧克力甚至可能改善症狀……

有幫助的食物

雖然沒有切確的證據顯示，青春痘是由不良飲食單獨引起，但飲食不良卻會讓症狀惡化，營養會影響到雄性荷爾蒙的效果、皮膚細胞的黏膩度以及發炎的程度。

採用不會讓血糖濃度產生起伏的低升糖指數飲食方式，研究指出，採用低升糖指數飲食方式十二週的男性，青春痘的改善效果是採用高升糖指數飲食方式的兩倍以上，前者丘疹平均少於25，後者則是少於12。蔬果含有消炎的抗氧化劑，而且大多是低升糖指數；富含油脂的魚類則含有omega-3油脂（DHA、EPA），也能消炎。

巧克力

雖然有人說吃巧克力會讓青春痘變得更糟，但卻沒有太多證據來支撐這個論點。事實上，內含至少72%可可亞塊的黑巧克力甚至能改善症狀，因為它是抗發炎抗氧化劑最豐富的飲食來源之一。

該避免的食物

- 減少加糖與富含碳水化合物的食物，這些食物會促進胰島素釋放，進而強化雄激素的效果，增加皮膚細胞的增生。
- 改喝羊奶，牛奶含有糖分（例如乳糖）、生長因子與荷爾蒙。研究人員發現，在超過4,200名受試男孩中，每天喝兩份以上牛乳者，比一週食用不到一次乳製品的人更容易長青春痘。試著改用羊奶和羊奶做的奶油。
- 減少加工食品，這些食物中的植物油，例如，葵花籽油、紅花籽油與玉米胚芽油，都含有omega-6油脂，會過度引起發炎。
- 減少攝取紅肉，因為紅肉含有類荷爾蒙物質，可能會影響身體組織裡的二氫睪固酮（DHT）值。

Recipe

英國甜夢草莓伴煙燻鮭魚與碎胡椒

（4人份）

材料

400公克的煙燻鮭魚
200公克的英國「甜夢」（Sweet Eve）草莓
1顆檸檬
現磨（或壓碎）黑胡椒

做法

- 將煙燻鮭魚平均鋪在四個盤子上，草莓去蒂切成薄片，然後把檸檬縱切成四瓣檸檬角。
- 把草莓薄片平鋪在煙燻鮭魚上，或沿著盤子排程螺旋狀。把粗略磨過（或壓碎）的黑胡椒大量灑在最上層，再附上檸檬角端上桌。

食譜來源：www.sweetevestrawberry.co.uk

濕疹 Eczema

常見的皮膚問題影響了多達五分之一的兒童，據估計也影響了十分之一的成年人。濕疹與很多食物過敏原有關，因此必須注意你的飲食。

濕疹是一種發炎性皮膚病，通常發生在雙手、手肘內側或膝蓋後方，但也可能發生在身體的任何部位。最常見的是異位性皮膚炎（atopic eczema），或稱為「過敏性濕疹」（allergic eczema），皮膚會產生乾燥、發癢及鱗屑的症狀，嚴重的話，還會擴散並影響到多數的身體部位。

逐漸惡化的濕疹，皮膚上的水泡與膿瘡會結痂，通常與金黃色葡萄球菌（Staphylococcus aureus）這種皮膚細菌有關，如果症狀突然加劇，請到醫院就診。

什麼原因導致？

- 遺傳（在異位性皮膚炎的患者裡，三人中就有兩人帶有氣喘、稻草熱或濕疹的家族病史。）
- 對於特定環境因子和食物產生過度免疫反應

濕疹檢查表

- 大量塗抹具有舒緩效果的潤膚霜。
- 避免接觸肥皂、洗滌劑、清潔劑、泡泡浴、化妝品、香水、溶劑、工業化學藥劑與家庭清潔材料。
- 戴上手套，再去做家事、園藝，或處理柑橘類水果、生鮮蔬菜、肉類或魚類。
- 減壓，因為壓力會造成濕疹突然加劇。
- 鎳過敏（nickel allergy）會引起接觸性皮膚炎（Contact dermatitis）。

有幫助的食物

- 飲食吃健康的全天然食物，每天至少攝取五份或者更多的蔬果，從中獲得珍貴的抗氧化成分。
- 避免吃加工食品。

飲食過敏原

在兩週之內試著不喝牛奶，改喝米漿，或者不吃含有麩質（存在於小麥、大麥、裸麥中）的製品，看症狀是否有改善。假如你覺得自己對麩質敏感，找醫生做血液測試，確認你是否會受影響。你如果長期避免食用乳製品，或許可以耐受添加益生菌的優格，因為其中的過敏原已經被益菌改變過了，但必須從堅果、種子、全穀物、葉類蔬菜與營養補充品確保良好的鈣質攝取。假如症狀沒有改善，諮詢營養治療師的意見，採用排除飲食法（elimination diet）來避免其他誘發過敏的常見食物，再把疑似誘發過敏的食物依照特定規律重新加入飲食中，如果有任何食物讓症狀惡化，就可以確認你的食物過敏原為何。

引起濕疹的飲食過敏原，前十二名為：牛奶、蛋、小麥、玉米、黃豆、花生、堅果、巧克力、有鰭魚／貝類、番茄、柑橘類水果、莓果。濕疹也可能是食品添加劑的副作用，尤其是食品添加劑E104、E214、E215、E216、E218及E282。在相近植物群中也可能發生過敏原交叉反應（allergenic cross-reactivity），舉例來說，如果你對蘋果過敏，你也會對榛果、馬鈴薯、胡蘿蔔與芹菜過敏；如果你對乳膠敏感，你也會對香蕉、酪梨、奇異果、栗子、黃豆、花生、木瓜及無花果有反應。

有用的營養補充品

- 益生菌營養補充品（也有非乳製品的類型）能促進免疫反應，減少突發的濕疹，對兒童尤其有效。
- 月見草油有助於止癢和減少乾燥。
- 綜合維他命與礦物質對濕疹有幫助，因為鱗狀皮膚疹已被證實與營養缺乏有關，尤其是抗氧化劑與鋅。
- 假設你對魚類不敏感，omega-3魚油或亞麻籽油及海藻油能減少皮膚發炎，特別是當你也減少攝取加工食品中的omega-6油脂時，會更有效。
- 額外的抗氧化劑補充品，例如，維他命C、維他命E、硒、松木皮或葡萄籽萃取物，也有助於消炎。

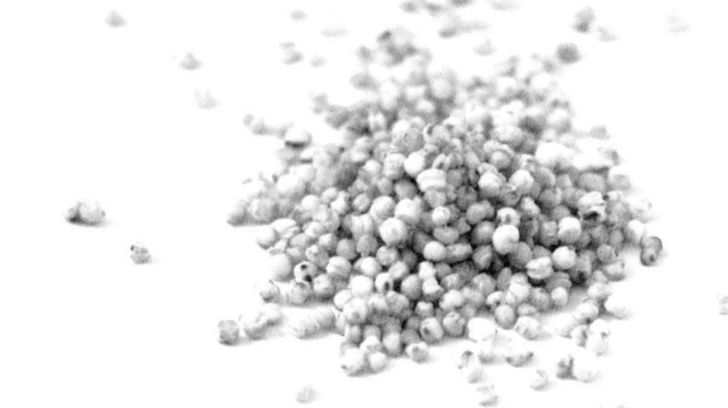

Recipe

藜麥塔布勒沙拉（4人份）

材料

400公克的熟藜麥
4根青蔥，切碎
1顆蒜瓣，壓碎
1顆檸檬的果皮屑與果汁
一把新鮮的薄荷葉，切碎
一把新鮮的荷蘭芹，切碎
現磨黑胡椒
些許大麻籽油
盛盤用的萵苣與黑橄欖（自由選擇）

做法

- 把所有食材放進料理碗中，然後攪拌均勻，冷藏一小時入味。喜歡的話可以用萵苣裝盤，並加上黑橄欖做裝飾。

乾癬 Psoriasis

乾癬是一種發炎性皮膚病，大約有五十分之一的成年人會受到影響，症狀在任何年齡都可能發生，但通常出現在10～30歲之間。吃富含油脂的魚類對乾癬會有幫助。

什麼原因導致？

- 遺傳
- 異常的免疫反應
- 必需脂肪酸的代謝異常
- 對食物的敏感性

你知道嗎？

晒太陽有助於皮膚中的維他命D合成，緩解乾癬症狀，你也可以服用維他命D營養補充品，尤其是在冬天的時候，而硒的營養補充品也會有幫助。

當新生的皮膚細胞以超乎平常十倍左右的速度增生，就會發生乾癬，因為新生細胞向皮膚表面推擠的速度，快過了他們預定取代之死亡細胞的脫落速度，所以細胞開始堆積，形成典型的突起紅色斑點，並覆蓋上細小、銀白色的鱗屑。紅色鱗狀斑點／塊的大小可以是幾公釐，也可以延伸到幾乎覆蓋全身。在某些案例中，還會長出無菌性膿皰，通常長在手掌或腳底；有的患者也可能會有頭皮屑，或指甲變厚、凹陷。乾癬患者中有五分之一會伴隨關節發炎，稱之為「乾癬性關節炎」（psoriatic arthritis）。

乾癬檢查表

- 試試瑜珈、冥想或其他放鬆技巧，因為壓力會導致突發乾癬。
- 不要抽菸，抽菸會影響免疫功能，並使乾癬症狀惡化。
- 在泡澡水中加入死海泥或礦物鹽，它們含有鎂、鈣、溴化物與鋅，滲透到皮膚裡可以減緩皮膚細胞增生。
- 試試費拉蘆薈（aloe vera）凝膠。根據一項研究，一天抹三次凝膠，可以在四週內醫好80%的斑塊。
- 在固定時間為皮膚上藥，這樣你才能養成習慣，而且要讓皮膚至少通風15分鐘，再穿上寬鬆的衣服。
- 為頭皮上藥至少要在睡前一小時，戴上拋棄式浴帽還能有助於藥物滲入。

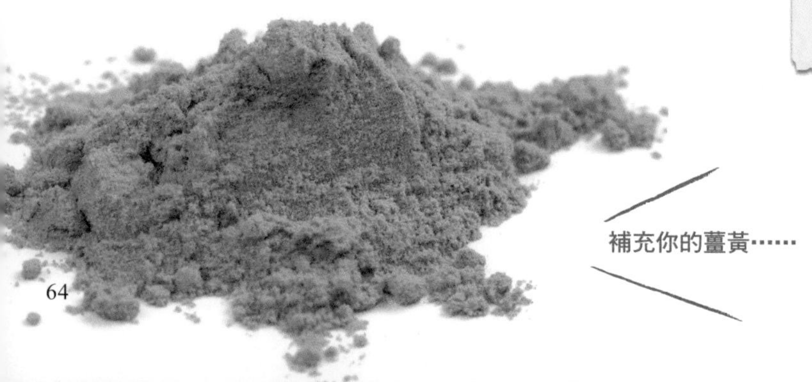

補充你的薑黃……

有幫助的食物

- 多吃富含油脂的魚類，omega-3魚油能抑制皮膚發炎，每週吃二次或三次能減少症狀發生。高劑量的魚油營養補充品（每天1,122毫克EPA與756毫克DHA）能在四到八週內減少乾癬病灶，其中搔癢會快速消退，再來是脫屑症狀，最後是紅斑。
- 補充你的薑黃！薑黃這種辛香料含有薑黃素，能減少皮膚發炎，近期研究指出，薑黃素能作用於涵蓋皮膚細胞再生與傷口癒合的細胞訊息傳遞路徑，有助於改善乾癬症狀。

該避免的食物

- 減少攝取omega-6油脂，因為會助長發炎，常見於葵花籽油、紅花籽油與玉米胚芽油，以及許多加工食品中。有些人發現，避免食用飽和脂肪含量高的食物、紅肉、乳製品（包括乳酪）、蛋、麩質、酒精、咖啡與精製糖，有益於乾癬治療。

注意 **如果決定要展開某種限制飲食法（restricted diet）超過好幾個星期，請尋求營養上的建議。**

Recipe

檸檬薑黃烤鮭魚 （4人份）

材料

30毫升的特級初榨橄欖油
2茶匙的薑黃粉
2茶匙的普羅旺斯綜合香料
4塊150公克的鮭魚排
現磨黑胡椒
1顆無蠟的檸檬，切薄片

做法

- 烤箱預熱至190℃／瓦斯爐刻度5。把橄欖油和薑黃粉、普羅旺斯綜合香料混合。
- 把鮭魚排放在一張鋁箔紙上，鋁箔紙尺寸要大到能將魚排包起來，刷上備好的薑黃混合香料，以黑胡椒調味，然後把檸檬片排在最上層。
- 把魚排包好，烤30分鐘，等魚排完全熟透。

玫瑰斑 Rosacea

玫瑰斑這種常見的皮膚狀況通常出現在30～40歲之間，但青少年也可能出現症狀。某些食物或飲料會引發玫瑰斑，所以調整飲食會有助於緩解症狀。

玫瑰斑通常始於食用辛辣食物、飲用酒或熱飲，或者身體過熱時的暫時性臉部潮紅。慢慢地潮紅會變得更加持久，然後可能形成斑點或維持擴散，還可能浮現肉眼可見的細絲狀血管（毛細血管擴張）。如果沒有治療而放任它發展，皮膚會呈現持續性潮紅，而且會開始出現青春痘般的膿皰，不過與青春痘不同，臉上不會形成黑頭粉刺，而且膿皰通常侷限在臉紅的區域，所以不會影響到背部或胸口。另外還可能出現眼瞼發炎（瞼緣炎）或結膜炎的症狀。

有些人鼻子的皮膚會變得又厚又紅，尤其是年長的男性，加上腫大的毛囊，讓鼻子腫得圓鼓鼓的，所以被稱為「酒渣鼻」（rhinophyma）。玫瑰斑會在超5～10年間不斷復發，然後就消失，通常只有增厚的皮膚改變會一直存在，像是鼻子部分的皮膚。

什麼原因導致？

- 遺傳
- 臉部皮膚的微血管敏感度
- 異正常的免疫反應
- 可能是脂腺受到細菌或皮膚蟎蟲——毛囊蠕形蟎（Demodex folliculorum）——感染

有幫助的食物

有些人發現採用不吃成酸性食物（acid-forming foods）的鹼性飲食法（alkaline diet），對玫瑰斑會有幫助。柳橙、檸檬、萊姆、番茄這些水果雖然吃起來是酸的，但是它們在體內的代謝方式其實是把酸耗盡，因此蔬菜、水果與沙拉才是飲食中主要的成鹼性食物（alkaline-forming foods）。至於甜味，使用甜菊糖（一種天然的甜味劑）、蜂蜜、楓糖漿或龍舌蘭糖漿來取代糖，而且一定要喝很多水。

你知道嗎？

大約有1%的人口會受到玫瑰斑影響，但某些估計結果認為，有將近十分之一的中年婦女受到影響。

採用鹼性飲食法意味著減少某些穀類（大麥、燕麥、藜麥、米、小麥）、乳製品（乳酪、牛奶、冰淇淋、優格）、動物性蛋白質（蛋、禽肉、肉、海鮮）、啤酒與葡萄酒。然而這些食物是蛋白質、維他命與礦物質的重要來源，所以最好是在臨床營養師的指導下進行嚴格的鹼性飲食法，才能免於飲食上的營養缺乏。

玫瑰斑檢查表

- 尋求醫療幫助，因為局部外用抗生素會有幫助。
- 使用不油膩的高係數防晒乳液（SPF 15或以上），或者塗抹二氧化鈦或氧化鋅這種能反射與阻斷紫外線的產品。
- 塗抹能消炎的費拉蘆薈凝膠，一天兩次。
- 使用含有維他命K的乳液來治療皮膚潮紅與可見的細小微血管，或者試試脈衝光或雷射治療。

該避免的食物

正如一般飲食原則，試著避免辛辣食物、咖啡、茶、碳酸飲料與含防腐劑、色素、人工甜味劑以及其他添加物的食品。

Recipe

水煮甜桃配橘子（4人份）

材料

4顆甜桃
1顆橘子，去皮、剝成瓣
300毫升的冰鎮新鮮蘋果汁

做法

- 把甜桃放入滾水中，慢慢煮8分鐘，再把甜桃投入冷水冷卻。
- 把甜桃削皮、切半、去籽後，切片排在放有橘瓣的碗中，再倒進高過水果的蘋果汁，然後立即端上桌。

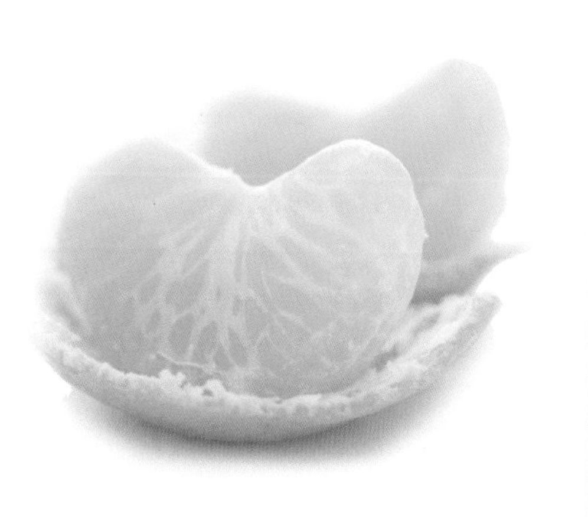

氣喘 Asthma

在西方國家這種肺部發炎的疾病影響大約十分之一的兒童與十二分之一的成人，但你知道咖啡可以減少氣道痙攣嗎？還有均衡一下你的膳食脂肪（dietary fats）攝取也會有幫助嗎？

患有氣喘的人氣道會紅、腫、發炎，導致氣道對許多誘發因子過度敏感。氣喘發作時，氣道會痙攣，產生咳嗽、哮鳴聲（wheezing）以及呼吸緊迫短促的症狀。當情況變嚴重時氣道內膜就會腫脹並分泌過多黏液，在6～8小時之後造成第二次呼吸緊迫與哮鳴聲。

什麼原因導致？

過敏性氣喘：

- 花粉
- 屋內的塵蟎
- 動物毛
- 真菌孢子
- 某些食物，像是花生、蛋與牛奶製品

非過敏性氣喘：

- 病毒感染
- 二手菸
- 寒冷或潮濕的空氣
- 運動
- 強烈的情緒
- 壓力
- 化妝品
- 香水
- 空氣汙染
- 揮發性化學物質
- 荷爾蒙變化
- 某些藥物

氣喘檢查表

- 隨身攜帶處方藥物，氣喘可能危及生命安全。
- 尋求醫療幫助，假如你在起床時出現症狀，尖峰呼氣流速值（peak-fl ow reading）不理想，你在一天之內就必須使用超過一次的緩解吸入器，否則你將會因為這些症狀而必須在生活中做出讓步。
- 避免菸霧繚繞的場所，別讓任何人在屋內或車內抽菸。
- 把家裡保持得一塵不染，用濕抹布擦去灰塵，並用具備特殊濾網的吸塵器。
- 床鋪使用抗塵蟎床罩。
- 跟合格的教練學習布泰科呼吸法（Buteyko method）。
- 維持健康的體重，肥胖會增加身體的發炎反應，包括肺部。

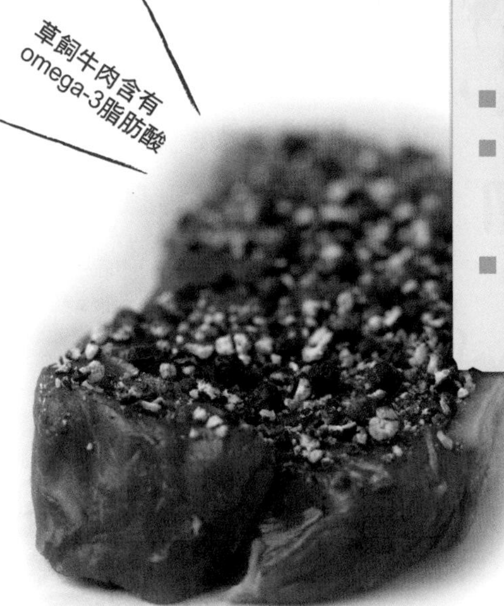

草飼牛肉含有omega-3脂肪酸

有幫助的食物

- 多攝取omega-3脂肪酸。氣喘早就被認定與膳食脂肪攝取不均衡有關，所以應該鎖定於提高omega-3脂肪酸的攝取量，omega-3脂肪酸存於鯖魚、鯡魚與鮭魚（參閱第26頁）這些富含油脂的魚類，還有鹿肉、水牛肉這些野味，以及草飼牛肉、omega-3營養強化蛋和omega-3魚油營養補充品。
- 同時減少omega-6植物油的攝取，像是人造奶油、便利食品與速食裡所含的紅花籽油、葡萄籽油、葵花籽油、玉米胚芽油、棉花籽油以及大豆油，改以油菜籽油、橄欖油、核桃油、杏仁油、酪梨油、大麻籽油或夏威夷豆油這些較健康的油品代替，能夠提供大量的omega-3脂肪酸與／或單元不飽和脂肪。
- 多吃蔬菜水果，攝取量高的人擁有比較好的肺功能，也比較不容易罹患氣喘。蘋果與深綠葉類蔬菜的保護效果特別好。
- 增加體內益生菌，可以從優格和營養補充品中取得，這些食物能讓免疫系統準備好來對抗過敏反應，預防氣喘。
- 以黑巧克力和黑咖啡款待自己，這些食物含有咖啡因與可可鹼這些甲基黃嘌呤，能抑制咳嗽，舒緩氣道痙攣。

Recipe

涼拌高麗菜 （4人份）

材料

1顆澳洲青蘋果（Granny Smith apple）
2顆有機無蠟的檸檬果皮屑與果汁
半顆小尺寸的綠色高麗菜，切碎
2根胡蘿蔔，切碎丁
1顆紅洋蔥，切薄片
一把新鮮香草，例如蒔蘿或荷蘭芹，切碎
150毫升的低脂天然添加機能優格
現磨黑胡椒

做法

- 把蘋果刨絲加進裝有檸檬汁與果皮屑的調理碗中，攪拌均勻，以防止蘋果氧化變色。
- 加進剩餘食材，以黑胡椒調味，然後端上桌。

老年性黃斑部病變

Age-related macular degeneration

多數的人都知道健康的飲食方式對心臟有益，但你知道這麼做也對眼睛很重要嗎？像菠菜、西洋菜與甜玉米這些蔬菜，能提供一些保護，讓你在年紀增長時免於因為老年性黃斑部病變而出現視力衰退。

老年性黃斑部病變（Age-related macular degeneration, AMD）是一種無痛、漸進式的視力減退，經常會在65歲以上的人身上被診斷出來，但會在4、50歲時就開始發展。老年性黃斑部病變與視網膜上稱為「黃斑」（macula）的部分失去黃色色素有關，這些色素，也就是黃體素與玉米黃素，有時被稱做「天然的太陽眼鏡」，能夠保護黃斑部免於測光時產生的有害化學反應。當這些色素量下降時，光線就會損害黃斑部，造成同心圓擴展的視覺變形。因為這會影響到中央部分的視野，導致文字被遮蔽而無法閱讀，所以也意味著你無法駕駛，甚至是在直視他人時無法辨識對方的臉孔。

如果你發覺自己看直線時出現視覺變形，要立即就醫診療，因為這通常是老年性黃斑部病變的最初期徵兆之一。

眼睛健康檢查表

- 定期做視力檢查，一年至少一次。
- 配戴標示UV400的太陽眼鏡來保護眼睛免於陽光傷害。
- 假如你抽菸，請戒掉，癮君子罹患老年性黃斑部病變的機率比一般高出四倍以上。
- 每天至少吃五份富含黃體素的蔬果。
- 當你上了年紀，請考慮服用黃體素營養補充品來作為營養的保障。

什麼原因導致？

- 年紀增長
- 家族史
- 抽菸
- 失控的高血壓
- 高膽固醇
- 過度暴露於烈陽之下
- 飲食中缺乏黃體素與玉米黃素

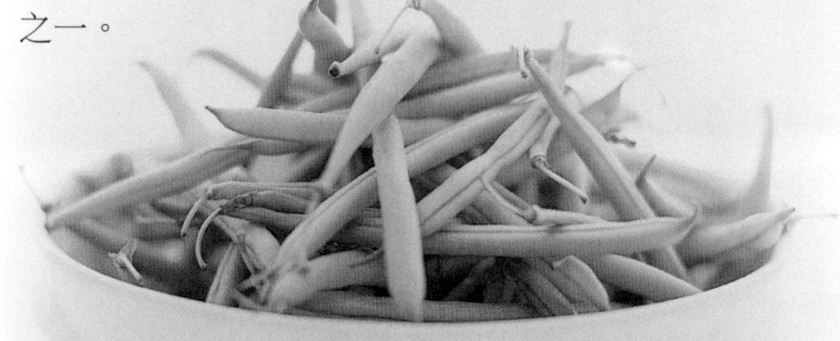

有幫助的食物

黃體素的良好飲食攝取是預防老年性黃斑部病變的支柱，因為人體無法自行合成。黃體素與玉米黃素存在於橙色、黃色、紅色及深綠色的蔬菜水果中，還有蛋黃（見下方的清單）。此外，番茄也具有保護力，因為它含有強力的抗氧化劑茄紅素，高量攝取茄紅素能降低一半罹患老年性黃斑部病變的風險，熟番茄的效益最好。食用富含油脂的魚類也能保護眼睛免於這種老年性疾病。

富含黃體素的食物

目標是只要情況許可就要多吃這些護眼食物：

- 羽衣甘藍、菠菜、高麗菜、葉用甜菜、西洋菜
- 甜玉米與豌豆
- 綠花椰菜與四季豆
- 黃色和橙色甜椒
- 芒果、橘子與柳橙
- 蛋

Recipe

經典西洋菜湯 （4人份）

材料

1湯匙的橄欖油
1顆小尺寸洋蔥，切碎
1小根西洋芹，切碎
350公克的馬鈴薯，去皮，切丁
600毫升的雞湯或蔬菜高湯
3包85公克包裝的西洋菜
150毫升的牛奶
少許肉豆蔻
榨好的檸檬汁
鹽與現磨黑胡椒

食譜來源：www.watercress.co.uk

做法

- 把油倒進大平底鍋加熱，加入洋蔥和西洋芹，然後用中火嫩煎5分鐘直到變成金黃色。拌入馬鈴薯與高湯並煮滾。蓋上鍋蓋燜煮10分鐘，或等馬鈴薯變軟。
- 拌入西洋菜，蓋上鍋蓋再煮5分鐘，或等西洋菜熟軟。把湯倒進食物調理機攪打至均勻，再把湯倒回清洗過的平底鍋，並加入牛奶、肉豆蔻、檸檬汁，然後調味、試味道。最後再用小火加熱至滾燙，然後搭配硬皮麵包端上桌。

白內障

Cataracts

胡蘿蔔也許不能讓你在黑暗中看見，但卻能幫你保持眼睛健康。當我們沒能從飲食中攝取足夠的抗氧化劑時，水晶體就很容易受到氧化傷害，所以吃對足量的蔬菜真的有助於保護你的視力。

什麼原因導致？

- 暴露於紫外線下
- 抽菸
- 糖尿病
- 從事戶外工作
- 淺色眼珠
- 經過眼睛雷射手術，使角膜變薄
- 服用某些藥物增加眼睛對陽光的敏感度，例如，四環素、啡噻嗪、補骨脂素和異嘌呤醇。
- 肥胖

年過65的人大多會出現某種程度的白內障，而且會隨著年紀逐漸加重。白內障是水晶體內的蛋白質變得像煮熟的蛋白一樣模糊，導致原本澄清透明的水晶出現不透明，造成視線模糊、對耀眼陽光敏感、色彩知覺改變，以及在光源周圍看見光暈。

有幫助的食物

水晶體懸吊在房水之中，依靠房水的擴散來獲取氧氣與養分，所以獲取大量的抗氧化劑對於保護水晶體免於遭受氧化傷害而言十分重要。

預防白內障檢查表

- 配戴太陽眼鏡來保護眼睛不受紫外線傷害，並確認你的眼鏡能夠提供全UV400的保護，包覆式眼鏡還能防止反射光從兩側進入。
- 確保兒童在強光下配戴太陽眼鏡，因為他們澄清透明的水晶體會讓更多紫外線穿入。
- 在戶外工作時，戴上寬邊帽或棒球帽，就算是夏季的陰天也要戴。
- 考慮服用維他命C、維他命E與山桑子萃取物的營養補充品。研究顯示服用維他命C營養補充品十年或十年以上的人，有高達45%的機率比較不會罹患白內障；而服用山桑子萃取物加上維他命E，有97%的測試案例能阻止老年性白內障繼續惡化。
- 定期做視力檢查。

從飲食中攝取最多抗氧化劑（維他命C、硒，以及黃體素、玉米黃素和茄紅素這些類胡蘿蔔素）的人，比低量攝取的人更不容易罹患白內障。像菠菜、羽衣甘藍與西洋菜這些深綠葉類蔬菜，還有綠花椰菜、胡蘿蔔以及其他黃橙色蔬果，都特別有益，因為它們含有黃體素與玉米黃素這些類胡蘿蔔素。一項涉及將近77,500名護理師的研究發現，在管控其他白內障的潛在風險因子後，攝取最多黃體素與玉米黃素的人，罹患嚴重到需要動手術摘除白內障的機率，比低量攝取的人少22%。

Recipe

烤胡蘿蔔、菠菜與菲達沙拉（4人份）

材料

400公克的胡蘿蔔，去皮，切塊
1顆紅洋蔥，切成三角楔形
1顆紅甜椒，去籽，切成三角形
60毫升的橄欖油
3湯匙的南瓜籽
1茶匙的小茴香籽
2顆完整的大蒜
半顆檸檬汁
1茶匙的純蜂蜜
現磨黑胡椒
100公克的袋裝幼菠菜葉
100公克的菲達乳酪（feta cheese），弄碎
2湯匙切碎的新鮮薄荷葉

食譜來源：www.britishcarrots.co.uk

做法

- 烤箱預熱至220℃／瓦斯爐刻度7。
- 把胡蘿蔔、洋蔥、甜椒和一半的橄欖油放入大烤盤，好好調味，拌在一塊，讓所有食材都裹上油。放入烤箱烤15分鐘，然後拌入種子與大蒜，再烤10分鐘，烤到胡蘿蔔剛好熟軟，但還保有一些口感。
- 把蔬菜自烤箱移出，然後取出大蒜瓣，在砧板上剝去薄膜，以刀片將蒜瓣壓成均勻糊狀，再把大蒜糊放進裝有剩餘橄欖油、檸檬汁與蜂蜜的小調理碗，用叉子攪打，調味、試味道。
- 把菠菜葉全部倒進大碗公，然後加進烤過的蔬菜、菲達乳酪、切碎的薄荷以及調好的醬料，然後輕輕攪拌到全部混合在一塊。

失眠 *Insomnia*

睡眠期間，我們會創造新的記憶，而且身體大部分的生長、恢復與修復都會發生在這段期間，所以充足的睡眠至關重要。除了調整生活形態的因素以外，攝取製造褪黑激素的食物也會有幫助。

什麼原因導致？

- 壓力
- 焦慮
- 憂鬱症
- 輪班工作
- 喪親之痛
- 人際關係問題
- 不適當的噪音、光線或溫度
- 咖啡因過量

你知道嗎？

當你暴露在感冒病毒的環境下，如果你睡不足七小時，出現感冒症狀的機會就會比睡八小時或超過八小時的人多出三倍。

失眠是一種過度警覺的主觀感受，包括難以入眠、淺眠或是清醒後疲憊無力。多數人都會在人生中的某些時期經歷失眠，通常是在他們擔憂或倍感壓力時。失眠可能只持續幾天，例如，時差的關係，或持續1～3週，因為壓力的關係，又或者持續更長的時間，因為焦慮、憂鬱、生病或酗酒的關係。持續失眠的人比較容易發生嚴重的意外，以及形成憂鬱症、高血壓或心臟病。

成人每晚平均需要7～8小時的睡眠，但會隨年紀增加而縮短。如果你睡得少，但醒來時感覺精神煥然一新，那麼你的睡眠已經足夠。

良好睡眠檢查表

- 白天避免小憩。
- 規律運動，但不要在深夜進行劇烈活動。
- 避免干擾睡眠的物質，例如，咖啡因、尼古丁與過量酒精。
- 睡前先放鬆，看書、聽輕柔的音樂或泡個澡。
- 養成每晚固定時間上床睡覺的習慣。
- 一定要讓你的床夠舒適，然後房間夠暗、夠安靜且夠溫暖，理想的溫度介於18～24℃。
- 你如果睡不著，就起床看書或寫下讓你擔憂的事，等你有睡意再試著回到床上睡覺。

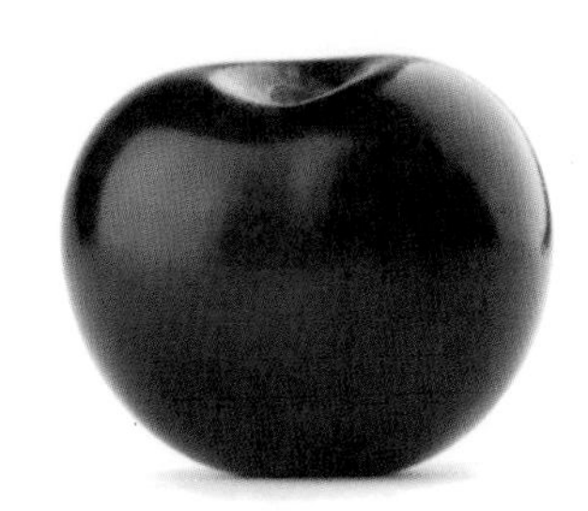

有幫助的食物

- 飲食吃健康的全天然食物，還有大量的蔬果與複合式碳水化合物，例如，麥片、麵包、義大利麵，避免過度豐盛的食物，尤其是在晚上的時候。
- 吃含有色胺酸的食物，因為製造助眠的荷爾蒙──褪黑激素──需要色胺酸，這些食物包括火雞肉、香蕉、燕麥、蜂蜜、全穀物、乳製品、富含油脂的魚類，還有一些堅果和種子。舉例來說，含有複合式碳水化合物（全穀物）的睡前輕食點心與半脂牛奶或活菌優格這些低脂乳製品，都能提供鎂、鈣以及色胺酸這些鎮靜物質。
- 喝蒙莫朗西酸櫻桃汁，這是少數含有褪黑激素的食物之一，能幫助你入睡，市面上也可買到營養補充品的形式。

有用的營養補充品

- 纈草（valerian）能減少焦慮，有助於改善睡眠。
- 當睡眠問題來自於焦慮時，紅景天有助於緩和壓力引起的疲倦與精疲力竭。
- 5-羥基色胺酸（5-HTP）能提供製造褪黑激素的原料，幫助你進入深層的睡眠，藉此獲得更能使你恢復精神的休息。
- 鎂能改善鎂攝取不足量時的睡眠品質。
- 洋甘菊具有鎮靜效果，常加在助眠的花草茶中。
- 薰衣草（吸入式精油）有舒緩與鎮靜的效果，是很受歡迎的家庭偏方。

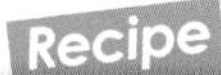

開放式火雞肉三明治（4人份）

材料

4片含燕麥的全穀物麵包
一些奶油
4湯匙的酸櫻桃果醬或蔓越莓醬汁
250公克的熟火雞胸肉，切片
一把新鮮的菠菜葉

做法

- 在每片麵包上抹上一些奶油，然後加上一湯匙酸櫻桃果醬或蔓越莓醬汁，最後放上火雞肉與菠菜葉即可享用。

憂鬱症 Depression

很少人有福氣能隨時保持愉悅的心情，這是再平常不過的事，但心情如果太過低落就可能會發展成全面的憂鬱疾病。研究指出，omega-3脂肪酸有助於改善憂鬱的症狀，因此多吃富含油脂的魚類是關鍵。

什麼原因導致？

- 遺傳
- 荷爾蒙失調
- 幼時的心靈創傷
- 喪親之痛
- 缺乏維他命D或日照
- 與社會隔離
- 自尊心低落
- 悲觀人格
- 濫用酒精、尼古丁或違法禁藥
- 罹患重大疾病，例如，癌症、心臟病、糖尿病或阿茲海默症

憂鬱是腦內血清素（serotonin）、正腎上腺素（noradrenaline）與多巴胺（dopamine）這些化學物質不平衡所造成的生物性疾病，這些神經傳導物質能將訊息從一個腦細胞傳送到另一個腦細胞，所以失衡時會讓心理與生理同時變得遲緩。典型的症狀包括精疲力盡、注意力難以集中、悲傷與不明原因的哭泣，剛開始的時候，患者可能會靠吃東西來獲得安慰，所以體重會增加，可是當憂鬱症根深蒂固之後，他們就會失去胃口，變得難以入眠，而且一大早就會醒來。

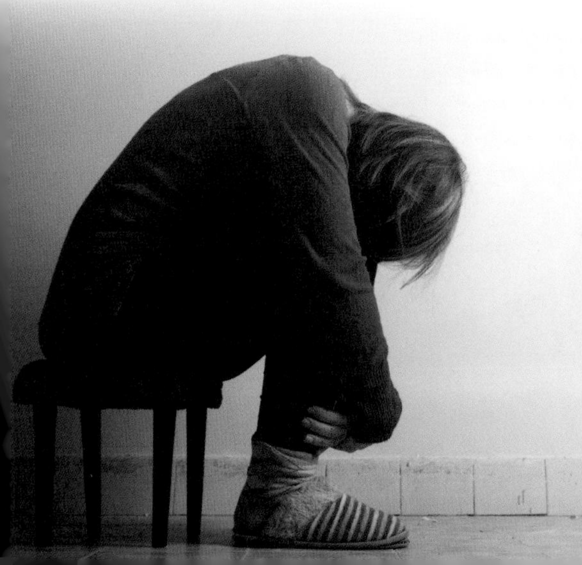

你知道嗎？

如果你是男性，一生中會有十分之一的可能會得到嚴重的憂鬱症，而女性則是四分之一，所以要在你的飲食中補充omega-3脂肪酸。

有幫助的食物

- 採用低升糖指數的飲食法，以全穀物麥片、根菜類蔬菜、豆科植物與富含油脂的魚類為主食。不論你的心情有多低落，都要試著三餐正常。
- 吃富含油脂的魚類、肝臟、營養強化的人造奶油、蛋、奶油以及營養強化的牛奶來補充維他命D，還有經由適量日照或營養補充品的服用來補充。

憂鬱症檢查表

- 尋求醫療幫助，如果你覺得自己有憂鬱傾向。
- 說出來，把你的想法與感覺與人分享，有助於找到解決方法。
- 規律運動，至少30～60分鐘，可以釋放提振心情的腦內啡。
- 盡可能走出戶外，呼吸新鮮空氣。
- 培養你的興趣與交友圈。
- 避免飲酒過量，把飲用量保持在建議值內。

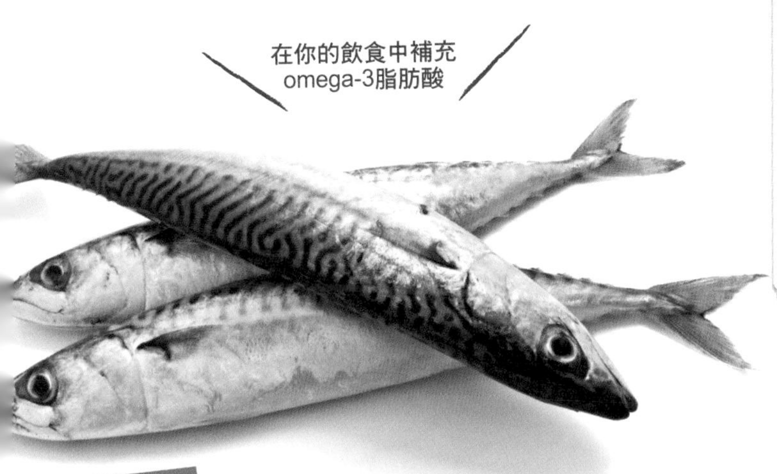

在你的飲食中補充
omega-3脂肪酸

Recipe

鯖魚香料飯 （4人份）

材料

400公克的糙米飯
2顆水煮蛋，切碎
3片煙燻過的黑胡椒鯖魚排，切成薄片
4湯匙的新鮮荷蘭芹末
4根青蔥，切碎
4茶匙的印度綜合香料（garam masala），或現磨咖哩粉
150公克的低脂鮮奶酪
一小把西洋菜

做法

- 把西洋菜以外的所有食材混合在一塊，可以趁熱或放涼後再盛入淺盤中，以西洋菜做裝飾。

季節性情緒失調

Seasonal affective disorder

季節性情緒失調，簡稱「SAD」，估計影響5%的人口，受影響的女性人數是男性的四倍，常見於20～40歲之間，必須從飲食中吃對足量的維他命。

SAD是憂鬱症的一種，通常出現在白晝變短及接觸自然陽光的時間減少時，可能是人類殘存的原始冬眠反應。SAD的症狀很廣泛，包括疲倦、整體變得緩慢、嗜睡、暴食、體重變輕，還有流淚、自尊心低落、憂鬱以及社會退縮（social withdrawal）這些情緒性症狀，而且往往會從十一月持續到三月，並在夏季的月分獲得緩解，然後在兩個月之後出現症狀較為溫和的冬季憂鬱症（winter depression），通常稱為「亞臨床季節性抑鬱症」（subsyndromal SAD）或「冬季藍色憂鬱」（winter blues）。

SAD通常每年都會復發，其診斷依據是當一個人有三個冬季都出現症狀，而且其中有兩年連續，但是到了夏季月分症狀又會緩解。有些人在春天和夏天也會出現一種過動的型態，即反彈性的輕微輕躁症（hypomania）。

什麼原因導致？

- 缺乏日照
- 體內維他命D含量低
- 在製造腦內化學物質（例如，血清素）與促甲狀腺激素的過程中存在季節性的差異
- 增加對於褪黑激素（松果腺分泌的一種鎮靜荷爾蒙）的敏感度
- 遺傳

有幫助的食物

- 採用低升糖指數的飲食法，以麥片粥、糙米、珍珠麥、藜麥、燕麥餅、不加糖的早餐麥片這些全穀物麥片和胡蘿蔔、歐防風、蕪菁、瑞典蕪菁、地瓜這些根菜類蔬菜，還有綠花椰菜、白花椰菜、大白菜這些十字花科植物，以及扁豆、菜豆這些豆科植物和新鮮水果或水果乾為主食。
- 吃富含油脂的魚類和乳酪來獲取色胺酸，色胺酸是大腦製造血清素所需的物質。

- 從富含油脂的魚類、魚肝油、動物肝臟、營養強化的人造奶油、蛋、奶油與營養強化的牛奶來獲取維他命D。維他命D對情緒變化很重要，當冬天日照縮短時，如果體內維他命D含量低就會形成SAD。
- 攝取大量的維他命B_6與維他命C，提供維他命B_6的食物有全穀物、黃豆、核桃、富含油脂的魚類、綠葉蔬菜、酪梨、香蕉，提供維他命C的食物有柑橘類水果、奇異果、莓果、甜椒，這些食物有助於製造血清素。

該避免的食物

- 減少酒類、鹽類與咖啡因的攝取。
- 不要過食，研究指出，SAD患者會在冬季的月分選擇性地吃更多甜食類碳水化合物。

SAD檢查表

- 嘗試光照療法，用一個發出明亮冷白色螢光（2500燭光）的特殊燈箱照射，其光線類似自然日光，可改善SAD症狀。光照療法最好在症狀發作前的一個月左右開始進行，要讓燈箱發揮最佳療效，可以把它設定在起床前逐漸增加亮度，藉此來模擬自然的晨曦。
- 早點起床，不要賴在床上，因為會增加昏睡的感覺。
- 走出戶外，接觸新鮮空氣，盡量多運動。
- 少量多餐。
- 保持溫暖。

Recipe

地瓜魚派

（4人份）

材料

餡料部分：

一把青蔥，切碎
500公克的綜合海鮮，像是鱈魚、黑線鱈、鮭魚、煙燻鮭魚、明蝦，切成大塊
1湯匙切的新鮮蒔蘿末或荷蘭芹末
1顆檸檬的果皮屑與果汁
1小盒的低脂法式酸奶油
現磨黑胡椒

上層餡料部分：

700公克的熟地瓜，搗成泥
50公克的熟成切達乳酪，刨成絲

做法

- 烤箱預熱至190℃／瓦斯爐刻度5。
- 把餡料的所有食材混合並調好味道，再用湯匙挖到一個派盤裡或分成四個單人派盤。上面蓋上地瓜泥，然後灑上切達乳酪。
- 放入烤箱烤45分鐘，烤到魚熟透，上層餡料呈現金黃色。

注意力不足過動症

Attention defi cit hyperactivity disorder

第一次出現注意力不足過動症的情形是在七歲以前，男童受影響的比例是女童的四倍，估計影響高達10%的兒童（這結果會根據診斷標準而不同）。缺乏必需脂肪酸（EFA）與常見營養素可能是注意力不足過動症的成因。

注意力不足過動症，簡稱「ADHD」，是一種影響心理發展的持續性嚴重異常，使兒童持續缺乏注意力、靜不下來以及容易衝動，所以就算他們已過度疲倦或精疲力盡，也無法靜靜坐著，任何外在刺激都會讓他們變得狂熱，而且試著安撫他們時常常會導致突然尖叫與歇斯底里。有些孩童到了青春期就會獲得改善，大約有40%長大就好了。

ADHD檢查表

- 懷孕期間不要抽菸，會使嬰兒日後形成ADHD的風險增加三倍。
- 考慮服用月見草油與omega-3魚油的營養補充品。
- 考慮服用綜合維他命與礦物質的營養補充品來補充常見的營養素不足，像是維他命A、維他命B群、維他命C、維他命D、維他命E以及鈣、鎂、錳、鋅、鉻、硒與鈷這些礦物質。

什麼原因導致？

- 家族史
- 男性性別
- 缺乏必需脂肪酸
- 在胎兒發育期間接觸到毒素，包括過量的酒精或二手菸

有幫助的食物

- 採用營養的全天然飲食法（wholefood diet），研究指出，兒童的飲食若涵蓋大量新鮮蔬果，而且避免人工色素、添加糖、調味料、巧克力、味精（麩氨酸鈉）、防腐劑與咖啡因，對他們的行為會有改善。在一項研究中，遵循此飲食原則的孩童，其雙親對他們的行為紀錄下了58%的改善，而未遵循的孩童則少有改善。

- 增加必需脂肪酸的攝取。某些缺乏必需脂肪酸的ADHD孩童，若不是因為他們的飲食缺乏，就是因此他們的攝取需求高於一般，又或者因為他們的身體無法有效代謝必需脂肪酸。鼓勵孩童多吃鯖魚、鮭魚、鱒魚與沙丁魚（參閱第26頁）這些富含油脂的魚類，還有堅果、種子、全穀物及深綠葉類蔬菜。

該避免的食物

- 逐漸減少含有精製麵粉、糖與色素的食物，以較營養的品項代替。只有在絕對需要時才為食物加糖，可使用蜂蜜、糖蜜（molasses）或黑粗糖（muscovado sugar）──又稱「巴貝多黑糖」（Barbados sugar），但要少量使用。
- 試著排除常見的過敏原，一項研究發現，過動的孩童在飲食中排除小麥、玉米、酵母菌、黃豆、柑橘、蛋、巧克力、花生與人工色素和調味料這些過敏原後，情況會獲得改善，其過動的評量分數從平均25（高）降到平均8（低），降低超過三分之二。

Recipe

自製魚餅 （4人份）

材料

400公克的煮熟去骨魚肉（如鱈魚、黑線鱈、鮭魚或綜合魚肉），切成大塊
400公克的熟地瓜，搗成泥
1顆檸檬的果皮屑，細緻化處理
1湯匙的新鮮荷蘭芹末
1湯匙的新鮮細香蔥末
現磨黑胡椒
1顆強化omega-3的蛋，打成蛋汁
一把新鮮的黑麥麵包粉
油炸用的橄欖油、油菜籽油或大麻籽油

做法

- 在調理碗中把魚肉塊、地瓜泥、檸檬果皮屑、荷蘭芹與細香蔥輕輕混合在一塊，再用黑胡椒調味。
- 在灑上麵粉的板上，用沾有麵粉的雙手小心將混合的材料捏成魚餅的形狀，然後把每一塊魚餅都沾上蛋汁，確定每面都沾上後，放進麵包粉中，輕輕拍打，讓每塊魚餅都裹上麵包粉。至少冷藏30分鐘。
- 用中火油炸魚餅，每面5分鐘，炸到表面變得金黃酥脆。

失智症 Dementia

隨著年紀增長，失智症會越顯平常，在65～75歲的人裡，有三十分之一受到失智症影響，而85歲以上則有五分之一。但是據估計，所有的案例中有超過一半以上是可以透過飲食與生活習慣的改變來加以預防。

失智症是一種漸進式的失去，會讓人失去正常思考的能力，患者會經歷語言、理解、處理熟悉事務、記憶與計畫上的困難，還會失去自主判斷與主動行為，發生情緒、行為與人格的改變。

阿茲海默症(Alzheimer's)是最常見的一種失智症，與腦細胞內的變性蛋白質沉積（神經纖維纏結）有關，也與腦細胞外的異常蛋白質（澱粉樣蛋白斑）沉積有關。路易氏體失智症（Dementia with Lewy bodies）與腦細胞內出現蛋白質小球有關；而血管性失智症（vascular dementia）是腦部血流減少所引起；其他比較罕見的失智症類型，則是因為大腦的特定部位出現選擇性的腦細胞缺損。

當失智症隨著年齡增加而變得越來越常見時，它就不被認為是一種老化疾病，因為它並非無法避免。

什麼原因導致？

- 年紀增長
- 家族史
- 抽菸
- 高血壓
- 某些感染，例如，未治療的梅毒
- 腦瘤
- 酗酒
- 重金屬中毒

有幫助的食物

- 「一天五蔬果」（或者更多），蔬果含有維他命、礦物質與多酚，有助於降血壓和預防失智症，血壓低的人罹患失智症的機率會減低4～5倍。深綠葉類蔬菜是特別重要的葉酸來源，葉酸能降低高半胱胺酸的數值，那是一種有害的胺基酸，與動脈損傷和失智症的風險有關。

- 一週至少吃一次魚或海鮮，每週攝取的年長者能降低罹患失智症的風險。
- 從飲食中補充維他命D，維他命D似乎與學習、記憶和情緒有直接關係，而且能預防失智症，其來源包括富含油脂的魚類、肝臟、營養強化的人造奶油、蛋、奶油與營養強化的牛奶。
- 從良好的飲食攝取維他命E，有助於預防阿滋海默症，其飲食來源包括小麥胚芽油、酪梨、奶油、人造奶油、全穀物、堅果與種子、富含油脂的魚類、蛋以及綠花椰菜。
- 增加黃豆的攝取，大豆異黃酮具有類雌激素作用，能改善年長女性的記憶。

失智症檢查表

- 避免體重上升，尤其到了中年的時候，肥胖會讓罹患失智症的風險加倍。
- 規律運動能增加通往腦部的血流。那些每天平均走路1英哩的人，會減少一半思緒混亂的可能，而每週至少走5英哩的失智症患者，會減緩其病況之進程。
- 假如你抽菸，請戒掉。抽菸會造成血管痙攣並加速動脈硬化與窄小，減少腦部血流。
- 嘗試治療，心理治療、行為治療、腦力激盪以及現實導向療法都會有幫助。

Recipe

酪梨與雞尾酒蝦沙拉（4人份）

材料

4湯匙的低脂美乃滋
4湯匙的低脂法式酸奶油
4湯匙的番茄醬
榨檸檬汁
200公克的熟明蝦
一把新鮮的幼波菜葉
2顆酪梨，切片
現磨黑胡椒

做法

- 把美乃滋、法式酸奶油、番茄醬與檸檬汁混合，再加入明蝦好好攪拌。
- 把菠菜葉與酪梨片放在四個杯子裡，再放上混合好的雞尾酒蝦沙拉，以黑胡椒調味。

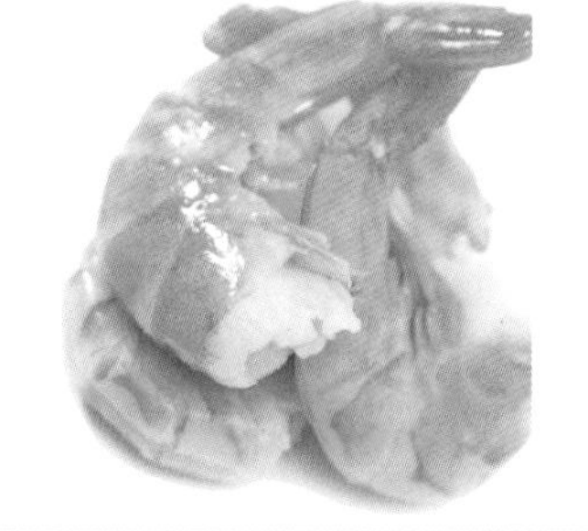

子宮內膜異位症

Endometriosis

子宮內膜異位症是最常見的婦科疾病之一，多達十分之一的女性患有此症，但許多人的症狀輕微甚至毫無徵兆。食用有機食品並避免紅肉對此會有幫助，而富含油脂的魚類則有助於緩解疼痛症狀。

子宮內膜異位症的情況是細胞從子宮內壁——子宮內膜（endometrium）——散布到身體的其他部位，並在該處生根且繼續生長。子宮內膜細胞最常移植到骨盆腔或腹腔，但也可以移動到更遠的位置，像是肺部、腦部甚至是眼睛後方。子宮肌腺症（Adenomyosis）的情況也很類似，當子宮內膜細胞出現在子宮肌壁內就會發生，他們緊貼於肌肉纖維之間，形成瀰漫性斑塊或類似於纖維瘤的腫塊。

子宮內膜異位症檢查表

- 如果你的月經過多又痛經，請就醫。有一項研究發現，從症狀開始出現到正確診斷，中間平均會有七年的延誤。
- 試試止痛藥，像阿斯匹靈、普拿疼與布洛芬都會有幫助。
- 有規律地輕快運動，似乎能減罹患少子宮內膜異位症的風險。
- 喝大量的液體來幫助身體維持理想的水合作用（hydration）並降低血液黏稠度。

由於子宮內膜細胞還是會受到每個月的荷爾蒙週期影響，所以每個月都會腫大並出血至周圍組織一次，造成疼痛、發炎與結痂，其症狀包括月經過多、痛經、性愛間的疼痛以及可持續整個月經週期的骨盆劇痛，還有三分之一的患者會有受孕困難的問題。

什麼原因導致？

- 遺傳
- 月經週期較短（少於27天）
- 有骨盆腔感染的醫療史
- 從未曾生產

有幫助的食物

- 採用全天然的飲食法，避免過量的鹽、咖啡因、糖、油炸食品以及加工食品。
- 過有機的生活，有機食品含有較少模擬雌激素作用的環境毒素。
- 多吃綠色蔬果，義大利的研究發現，女性食用最高量的綠色蔬菜與新鮮水果，其罹患子宮內膜異位症的風險最低；而那些食用最高量牛肉與其他紅肉或火腿的女性，罹患子宮內膜異位症的風險則是食用最低量者的兩倍。
- 多吃富含油脂的魚類，從飲食中獲取最多魚油的女性，最少發生經痛，因為魚類以及亞麻籽油、葵花籽油、堅果油與大麻仁籽油中的必需脂肪酸是製造類似荷爾蒙物質所需要的原料，能改善荷爾蒙平衡、減少發炎與痙攣。
- 增加碘的攝取，缺碘已經被證實與子宮內膜異位症有關，而碘的飲食來源包括海水魚與海藻製品。

Recipe

橘汁醃鮭魚伴萊姆與香菜（4人份）

材料

225公克的超新鮮生鮭魚排，切塊
半根小黃瓜，去皮，切塊
4根青蔥，切碎
4把綜合的新鮮沙拉葉

醃泡汁部分：

4顆有機未上蠟的萊姆果皮屑與果汁
60毫升的大麻籽油
2顆番茄，去皮，切碎
1根青辣椒，去籽，切成細末
一把新鮮香菜葉，切成細末
4茶匙的蜂蜜
現磨黑胡椒

做法

- 把醃泡汁的食材混在一塊，再把切塊的生鮭魚放進非金屬的調理碗中，然後倒入醃泡汁混勻。蓋上蓋子，冷藏3小時，中間偶爾攪拌一下，直到魚肉變得不透明。
- 把醃魚肉分成四份，分裝到鋪有綜合萵苣葉的盤子上，上面再放上小黃瓜與青蔥。

痛經

Painful periods

痛經會在經期前或經期間造成身體不適或腹痛，女性有十分之一會因症狀太過嚴重而影響日常生活。增加omega-3脂肪酸與鎂的飲食攝取，並食用全天然飲食，都對痛經有幫助。

以「經痛」(dysmenorrhoea)為人所熟知的痛經，常發生在初經開始後的前幾年，然後到了接近更年期時又會再次出現，這與子宮內壁（子宮內膜）過度分泌類荷爾蒙的化學物質（前列腺素）有關。一般來說，這些化學物質會引起子宮痙攣，有助於封閉血管並減少月經出血。當你分泌多於平常的前列腺素時，或對前列腺素的作用變得更敏感時，就會出現極度疼痛的痙攣。經痛的疼痛被認為與子宮收縮期間的子宮組織缺氧有關。由於腸道對前列腺素的作用也很敏感，所以痛經可能還會伴隨腹瀉、噁心，甚至是嘔吐。

初經後前二、三年內的痛經被認為與不尋常的子宮頸狹窄有關，通常到了25歲就會有所改善，而且懷孕生子後會更少發生。

什麼原因導致？

- 年少時期
- 子宮頸狹小
- 子宮後傾（子宮向後方傾斜，而非向前方）
- 子宮內膜異位症
- 纖維瘤
- 骨盆腔發炎
- 息肉
- 子宮癌（少見）
- 從未曾生產

有幫助的食物

- 採用全天然的飲食法，避免過量的鹽、咖啡因、糖以及油炸食品與加工食品。
- 多吃富含油脂的魚類，女性經常吃富含油脂的魚類，會比較少發生痛經，因為這些魚類所含的omega-3必需脂肪酸，對分泌的各種前列腺素具有良好的效果，能減少肌肉痙攣。

- 把鎂的攝取量提升到最高，服用鎂的營養補充品達到六輪後，能減少痛經，尤其是在月經來的第二和第三天，因為鎂有肌肉鬆弛劑的效用。鎂的飲食來源包括豆子（尤其是黃豆）、堅果、全穀物（加工後會失去鎂的成分）、海鮮與深綠葉類蔬菜。
- 以薑入菜，薑有助於減少噁心的感覺。

該避免的食物

- 有些女性發現減少攝取紅肉與乳製品對痛經有幫助，但這麼做你必須服用鐵與鈣的營養補充品來作為補償。
- 減少飽和脂肪的攝取。

經痛檢查表

- 試著運動，運動能促使肌肉放鬆，並在腦內釋放天然的止痛劑，緩解經痛。
- 避免過多的壓力，才不會使疼痛加劇。
- 非固醇類消炎藥物，例如，布洛芬，能減少前列腺素的分泌。
- 考慮服用omega-3魚油與松木皮萃取物的營養補充品，松木皮能明顯改善經痛，但至少要在月經前二週服用。
- 嘗試磁療（magnetic therapy）來放鬆肌肉。
- 如果痛經症狀一直持續，應該就醫排除婦科疾病的可能性。

Recipe

薑汁烤鮭魚（4人份）

材料

4塊新鮮的鮭魚排
1根青蔥，切碎

薑汁部分：

2湯匙的現磨薑汁
1湯匙的米醋
1湯匙的低鈉醬油
2茶匙的蜂蜜

做法

- 把薑汁、米醋、醬油與蜂蜜混合於調理碗中，再鮭魚帶皮面向下放上烤盤，淋上薑汁，蓋上蓋子，靜置讓它浸泡20分鐘。
- 烤爐預熱到中火溫度，烤5～10分鐘，等魚肉剛好熟透，灑上青蔥加以點綴。

經前症候群

Premenstrual syndrome

這個常見又惱人的問題困擾著多達二分之一的女性，但透過飲食調整就能緩解症狀。在一項研究中，無需額外的醫療，單靠飲食改變就完全紓解了19%經前症候群患者的嚴重症狀。

經前症候群，簡稱「PMS」，是一種複合症狀，會在經期剛開始的前二週出現，月經一旦開始就會立刻消失，曾紀錄在案的症狀多達150種，包括焦慮、煩躁、食慾增加、嗜糖、頭痛、疲倦、心情低落、體液滯留、脹氣以及乳房腫脹。引發PMS真正的起因不明，但一般認為與兩種女性荷爾蒙的相對失衡有關，即雌激素與黃體固酮（progesterone）。

有用的營養補充品

- 鎂已被證實能改善經前的體液滯留（體重增加、水腫、乳腺痛、脹氣）。
- 鈣與維他命D的營養補充品已被證實能減輕頭痛、負面情緒、體液滯留與疼痛。
- 月見草油有助於改善與PMS相關的情緒低落、嗜糖與乳房疼痛。
- 牡荊（Agnus castus）能緩解各種身體上與情緒上的PMS症狀，包括煩躁、情緒變化、頭痛與乳房脹大。

注意 每種營養補充品對大約三分之二的女性都有效，但必須服用至少三個月才能見效。

什麼原因導致？

- 荷爾蒙平衡出現異常
- 鈣與／或鎂的數值低下

有幫助的食物

- 採用全天然的飲食法，盡量減少事先包裝好的便利食品與添加物。
- 可以的話選擇有機產品，減少接觸影響荷爾蒙平衡的農藥。

- 每三小時吃一次複合碳水化合物的來源，例如，全麥麵包、米糕、消化餅、全穀物麥片，藉此來維持血糖穩定，因為某些研究人員認為，當血糖值低下時，黃體固酮就會無法適當地與細胞受體結合。在一項研究指中，有50%的婦女可因此飲食方式而消除症狀，另有20%的婦女感覺症狀有部分改善。
- 多吃鯖魚、鮭魚、鯡魚與沙丁魚（參閱第26頁）這些富含油脂的魚類，因為維持理想的荷爾蒙平衡需要這些魚類所含的必需脂肪酸。
- 增加鈣與鎂的飲食攝取，因為乳製品、蛋、綠葉蔬菜、堅果、種子以及豆子裡的鈣，能提升荷爾蒙受體的活性；而鎂除了是超過300種酵素的活性必需元素外，也與荷爾蒙受體的交互作用有關，其飲食來源包括堅果、種子、全穀物與豆子。

該避免的食物

- 降低鹽分攝取以減少體液滯留。
- 縮減酒精與咖啡因的攝取以減少煩躁感與憂鬱感。

Recipe

全麥沙丁魚吐司（4人份）

材料

4條新鮮的沙丁魚，洗淨
30毫升的大麻籽油、油菜籽油或橄欖油
4根青蔥，切片
1顆蒜瓣，壓碎
一把新鮮香草（如羅勒或荷蘭芹），切碎
8顆櫻桃番茄，對半切
半顆檸檬的果皮屑與果汁
4片全麥吐司
現磨黑胡椒

做法

- 把油刷在沙丁魚上，然後與青蔥、大蒜、香草一起嫩煎至魚片呈現金黃色。
- 加入番茄以及檸檬的果汁與果皮屑，稍微多煮5分鐘，或等魚肉熟透。最後全部放上吐司，以黑胡椒調味。

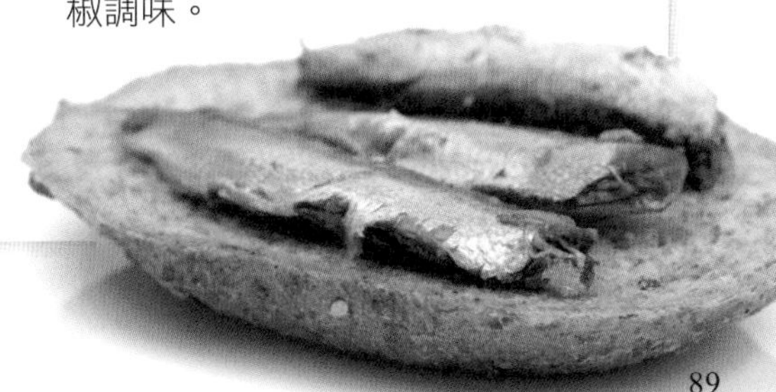

念珠菌感染

Candida

念珠菌酵母是一群真菌，快樂地存活在幾乎每個人的體內或體表。一般情況下，念珠菌的存在會與其他微生物保持平衡，但在適當的情況下他們就會增殖。許多人發現念珠菌排毒法（anti-Candida diets）能改善一再發生的症狀。

雖然大約有80種不同的念珠菌存在，但只有四分之一會引起人類疾病，其中最重要的就是白色念珠菌（Candida albicans）。念珠菌在溫暖、潮濕加上酸鹼值偏酸與溫度處於20～38℃的地方生長最為旺盛，而這些通常是陰道與部分腸道以及皮膚皺摺處的情況，尤其是劇烈運動過後。一旦情況適宜，念珠菌酵母就會增殖，並在細胞之間生長出穿孔的長絲狀管道（菌絲），這種局部組織的入侵會造成紅腫、痠痛、搔癢與腫痛。過度生長的酵母菌也會產生白色的菌塊，看起來就像胸口布滿斑點的鶇科鳥類（thrush），所以就借此鳥類之名來作為「鵝口瘡」（thrush）的俗名。

念珠菌檢查表

- 穿著寬鬆、透氣的衣物與棉質內衣褲。
- 避免私密處變得悶熱又汗涔涔，使用衛生護墊也許會讓女性覺得有幫助，而且白天需要更換時就能更換。
- 清洗內衣褲時，溫度不低於60℃，或用熱熨斗殺死念珠菌孢子。
- 使用特殊配方的女性衛生用品來維持正常且具保護力的酸值，例如，酸鹼平衡凝膠。
- 避免使用日光浴床。
- 避免過多的壓力，撥出時間來休息與放鬆。
- 嘗試抗真菌的治療，例如，克催瑪汝（clotrimazole）陰道栓劑或邁可那挫（miconazole）乳膏，或者口服的氟可那挫（fluconazole）膠囊。
- 假如妳有一再復發的陰道鵝口瘡，得考慮要求伴侶使用抗真菌乳膏，因為男性可以藏有酵母的孢子而不會產生症狀，然後再將它們回傳給女性。

什麼原因導致？

- 免疫力下降
- 抗生素治療
- 血糖濃度上升（糖尿病）
- 缺鐵性貧血
- 紫外線照射
- 壓力

腸道出現念珠菌會對酵母蛋白（yeast proteins）產生過敏反應（hypersensitivity reaction），使腸內壁出現「滲漏」現象，所以消化不完全的食物顆粒會進入血液循環，引發免疫反應。雖然有爭議，但腸漏的現象已經被認為與疲倦、頭痛、脹氣、疼痛這些非特異性症狀有關，還有與腸躁症相同的症狀。

有幫助的食物

- 採用低升糖指數的飲食方式，盡量減少加工食品。
- 吃大量含有天然抗真菌劑的食物，例如，大蒜、香草、辛香料、堅果與種子，尤其是椰子。
- 吃含鐵量豐富的飲食方式（見貧血，第148頁），而且當你在吃紅肉這些含鐵豐富的食物時，要攝取富含維他命C的飲食來源，像是柳橙汁，因為這樣可以提升腸道對鐵的吸收。
- 攝取添加活菌的機能優格來補充腸道裡促進消化的好菌數量，藉此來抑制念珠菌的過度生長。

穿寬鬆的衣物有助於改善念珠菌感染

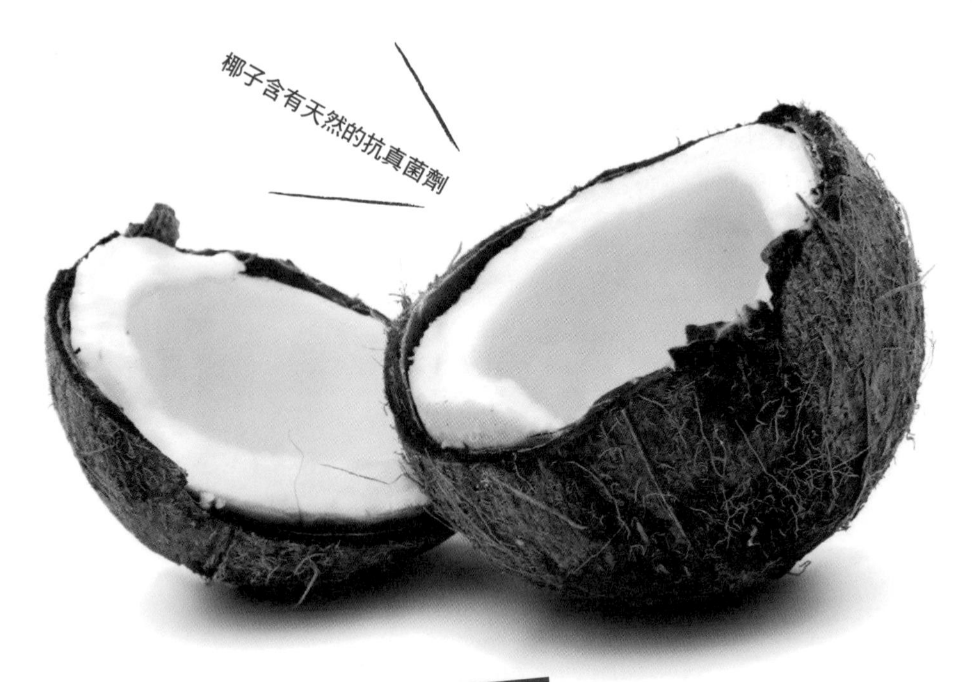

有用的營養補充品

- 含鐵的綜合維他命與礦物質有助於預防營養不良。
- 傳統上會用洋紅風鈴木（Lapacho）的樹皮萃取物——保哥果（pau d'arco）——來預防念珠菌感染。
- 適應原（adaptogens）有助於治療壓力過大引起的念珠菌感染，例如西伯利亞人參這種適應原。
- 受歡迎的抗念珠菌治療藥物有葡萄柚籽萃取物、橄欖葉萃取物，以及辛酸（caprylic acid）這種椰子油與棕櫚油裡，具有天然抗真菌作用的脂肪酸。

注意 請確認所有營養補充品都標示為「無酵母」，尤其是維他命B群。

該避免的食物

雖然有些人對念珠菌排毒法存疑，但這個方法的確已經幫助了許多一再發生非特異性症狀的人們。基本的念珠菌排毒法最好是在專業的指導下進行，而且還要避免含有釀酒酵母或烘焙酵母的產品，以及會刺激酵母生長的食品。

- 避免食用白糖或黑糖，以及含有這些糖類的食物，例如，蜂蜜、果醬、甜點、糖蜜、糖漿、蛋糕、酥餅、醬汁、冰淇淋、無酒精飲料、水果乾、牛奶巧克力以及麥芽等。
- 避免加工的碳水化合物，像是精製白麵粉和白米，或是以此製作的產品，例如，酥乾、蛋糕、圓麵包、白麵包。在極端嚴格的念珠菌排毒法中，也必須限制非精製複合碳水化合物的攝取，例如，糙米、全穀物麥片與全麥義大利麵。

- 避免食用含有酵母菌或黴菌的產品，例如，酵母萃取物、乳酪、使用酵母發酵的麵包、酒精飲料、醋以及醃漬食品、煙燻食品、醬油、豆腐、葡萄與葡萄汁、沒削皮的水果、水果乾、冷凍或濃縮果汁、久放而且可能發霉的食物／蔬菜和菇類。

> **你知道嗎？**
>
> 假如你需要抗生素，可以服用益生菌營養補充品來維持腸內的益菌數，減少出現念珠菌這種副作用的可能。

- 避免某些代糖，像是山梨糖醇（sorbitol）、甘露糖醇（mannitol）、木糖醇（xylitol）、阿斯巴甜（aspartame）與糖精（saccharin），這些代糖跟酒精一樣，經過代謝後會產生刺激念珠菌生長的物質。
- 避免酒精、茶、咖啡、可可亞製品、含麥芽的夜間飲料、汽水與含果粒果汁。有時也必須避免乳製品。

假如症狀有明顯改善，建議你開始把上述的食物一次一項加回你的飲食中，看看是否有食物使身體不適。如果限制飲食後症狀沒有明顯改善，就回過頭來盡可能廣泛地食用各種食物，預防營養不良。假如你想長期限制更多種食物，應該尋求營養治療師或營養學家的協助，以免造成營養不良。

Recipe

無奶椰子優格（4人份）

材料

250毫升的椰子水
450公克的椰子肉，現刨成絲
益生菌粉（2顆膠囊的量）
增加甜味的香草精或甜菊糖（自由選擇）

做法

- 把椰子水和椰子肉攪拌成細泥，再加入益生菌粉，稍微攪拌後，倒入水壺罐中，蓋上蓋子，放在室溫下培養一整夜（約12～16小時）。
- 依個人口味，加入香草精或甜菊糖增添甜味，或加入現打的去皮水果，像是香蕉，或刨成絲的純黑巧克力。你也可以把優格冷凍後做成美味又促進益菌生長的椰子冰棒。

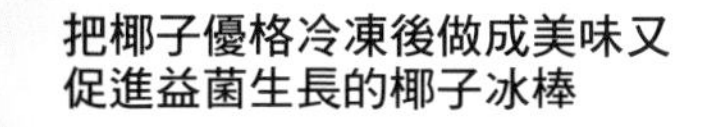

把椰子優格冷凍後做成美味又促進益菌生長的椰子冰棒

多囊性卵巢症候群

Polycystic ovary syndrome

據估計有四分之一的女性患有稱為「PCOS」的多囊性卵巢症候群，不過許多案例的程度都屬輕微，所以整體而言只有二十分之一的女性出現症狀。經由低升糖指數的飲食法來減去多餘體重，是改善症狀的重要關鍵。

卵巢除了製造女性荷爾蒙以外，一般也會製造少量的雄激素，例如，睪固酮。假如卵巢製造過多雄激素，就會阻斷卵泡（egg follicles）每個月的發育，而腦下垂體的反應就是製造更多黃體促素（luteinizing hormone, LH）來促使卵巢排卵，於是卵巢會腫大，並被許多裡頭含有卵子發育不全的小囊泡覆蓋，產生的症狀包括月經量稀少、不規則或沒來，還有油性皮膚、青春痘、多餘毛髮及受孕困難。出現症狀的女性大約有一半體重過重，脂肪主要囤積在腰部，而這種男性的脂肪累積型式與睪固酮有關。

許多患有PCOS的女性也有代謝異常的問題，她們的細胞對胰島素荷爾蒙越來越沒有反應，因此罹患PCOS的女性，其罹患第二型糖尿病的機會比卵巢健康的女性高出七倍。研究人員目前仍不清楚罹患PCOS時的胰島素抗性是由於高濃度的睪固酮所引起，還是胰島素抗性導致了高濃度的睪固酮，不過先有胰島素抗性的可能性似乎越來越高。許多有暴食症的女性都證實PCOS是由於血糖濃度在飢餓與暴飲暴食之間的大規模波動所致。

有用的營養補充品

- 鉻與血糖調節有關，能改善胰島素抗性。
- 牡荊或鋸棕櫚 (saw palmetto) 萃取物能用來改善荷爾蒙平衡，但應在臨床草藥醫師的指導下服用。

什麼原因導致？

- 體重過重
- 血糖控制不佳
- 糖尿病
- 暴食症

有幫助的食物

就算只是適度減少過多的體重（6公斤）也能矯正荷爾蒙異常，減少青春痘與多餘毛髮，改善生育能力。站在考量胰島素抗性的立場，試著：

- 採用低升糖指數的飲食法，可食用包括全穀物、蔬菜、水果、魚與瘦肉在內的食物，對血糖濃度只有低度到中度的影響。
- 增加異黃酮（類雌激素植物荷爾蒙）的攝取，因為異黃酮具有調節的效果，可以從豆類、扁豆、雞豆、茴香、堅果與種子中取得。

PCOS檢查表

- 如果你覺得自己可能有PCOS，就該就醫檢查，因為治療對於維持健康的膽固醇、三酸甘油脂與葡萄糖平衡相當重要。
- 規律運動有益於改善葡萄糖耐受度。
- 假如你抽菸，請戒掉，抽菸會傷害卵巢，而且足以導致更年期比正常提早至少二年到來。

該避免的食物

- 避免精製碳水化合物，像是白麵包、義大利麵、白米、蛋糕與酥餅，因為這些食物會促進胰島素分泌。

食用茴香有助於調節荷爾蒙

Recipe

豆子茴香沙拉（4人份）

材料

400公克的綜合熟豆
200公克的佛羅倫斯茴香，刨絲
100公克的胡蘿蔔，去皮刨絲
1茶匙的生薑末
2湯匙的新鮮蒔蘿末
2湯匙的新鮮荷蘭芹末
1顆檸檬的果皮屑與果汁
2顆蒜瓣，壓碎
1湯匙的大麻籽油、油菜籽油或橄欖油
現磨黑胡椒

做法

- 把所有食材混在一塊，然後放入冰箱，醃泡數小時後再端上桌。

不孕症 Infertility

想要懷孕生子，每個月平均有20%左右的受孕機率。每六對夫妻就會有一對遭遇受孕困難的問題，所以盡可能讓自己吃得健康一點，給自己最好的受孕機率是值得的。

什麼原因導致？

- 荷爾蒙失衡（包括更年期）
- 精子數量少
- 製造異常的精子或卵子
- 生殖管阻塞
- 免疫反應
- 子宮內膜異位症
- 無法正常性交

不孕症就是無法受孕，但對多數人來說，用「低生育力」來形容會比較為合適，因為即使機率很低，在多數情況下還是有機會自然受孕。由於受孕力會隨年齡降低，所以25歲的女性平均需要五個月才會受孕成功，而35歲的女性則須要六個月或者更久。以機率來說，十對夫妻中就有一對無法在嘗試受孕的第一年內成功，至於兩年內無法受孕成功則有5%。

不孕症檢查表

- 停止抽菸，抽菸的男女比起不抽菸者，遇到低生育力問題的機率會增加三倍。
- 維持健康體重，體重落在健康範圍的女性，比起體重明顯過輕或過重者，更容易自然懷孕。
- 避免壓力，過多的壓力會干擾荷爾蒙平衡，甚至造成月經沒來。
- 男性應穿著寬鬆的棉質四角褲，人工纖維製的緊身內褲會降低高達20%的精子數。
- 服用孕期配方的綜合維他命營養補充品，其中包含葉酸成分，而且要避免所有非必要藥物、草藥以及其他營養補充品。
- 考慮使用排卵預測組(ovulation predictor kit)來將受孕機率提升到最大。

有幫助的食物

- 採用全天然的飲食法，盡可能選擇有機食品。別吃精製加工的加糖食物，要採用含有全穀物的低升糖飲食法，才能降低影響生殖荷爾蒙平衡的胰島素抗性，尤其是體重過重的情況下。

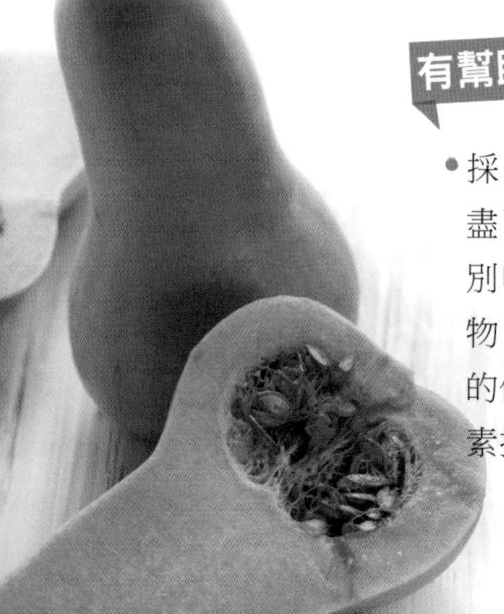

- 選擇有機魚（organic fish），而且最好是有機來源，才能減少接觸到深海毒素，像是汞、PCBs（人工化學物質）與戴奧辛。
- 吃大量的新鮮蔬果，以獲取維他命、礦物質與微量元素。南瓜和其他黃橙色蔬果能以類胡蘿蔔素（carotenoid pigments）的型式提供維他命A，以視黃醇型式存在的過量維他命A，尤其是來自肝臟製品，已被認為與先天缺陷有關。

該避免的食物

- 避免精製、加工、加糖的食物。
- 避免酒精以及過量的咖啡因和氣泡飲料。每週飲用五單位或少於五單位酒精的女性，她們能在六個月內受孕的機率，比每週飲用十單位或者更多的女性高出兩倍。僅僅只是中度的飲酒量，就造成了40%的男性不孕症。

Recipe

義大利奶油南瓜與迷迭香義大利麵（4人份）

材料

準備用來淋上的橄欖油、油菜籽油或大麻籽油
1顆洋蔥，切碎
2顆蒜瓣，壓碎
2條嫩枝迷迭香
450公克的奶油南瓜（butternut squash），去皮去籽，切成一口大小
4顆番茄，切碎
1顆檸檬的果皮屑與果汁
現磨黑胡椒
450公克煮熟的全麥義大利麵

做法

- 把迷迭香枝條跟洋蔥與大蒜一同用平底鍋嫩煎5分鐘。
- 加入奶油南瓜、番茄與檸檬果皮屑／果汁，蓋上鍋蓋，以小火燜煮15分鐘，期間偶爾攪拌一下。
- 把一半的南瓜壓成泥來製作濃郁的醬汁，以黑胡椒調味後，與全麥義大利麵一起端上桌。

更年期 Menopause

更年期是女性生育力畫上句點時，生命中的一個自然階段，通常出現在45～55歲之間，有人來得早些，也有人來得晚些。天然的植物荷爾蒙能減緩常見的更年期症狀，以及其他因為缺乏雌激素所引起的狀況。

更年期本身是從女性最後一次月經算起，當卵巢開始耗盡卵子，女性體內的性荷爾蒙──雌激素與黃體固酮──便會減少，有些女性會感覺到一些問題，但有些人卻會經歷各種身體症狀，例如，熱潮紅、夜間盜汗、私處乾澀、難以入睡、倦怠、頭痛、坐立難安、關節疼痛與漏尿。與情緒相關的症狀則包括情緒波動、煩躁、注意力不集中、焦慮、失去自尊心、無法應對與性慾低下。

長期缺乏雌激素會增加許多疾病的風險，包括動脈硬化與窄小、高血壓、高膽固醇、冠狀動脈心臟病以及骨質疏鬆症。

什麼原因導致？

- 年齡
- 遺傳
- 抽菸
- 高酒精攝取量
- 壓力
- 體重
- 醫藥的荷爾蒙治療
- 婦科手術

有幫助的食物

許多植物性食物含有植物荷爾蒙（植物雌激素），能與雌激素受體相互作用，有助於降低許多常見疾病的風險，像是高血壓與高膽固醇，同時舒緩熱潮紅與夜間盜汗這些更年期症狀。黃豆、雞豆、扁豆與綠豆中的異黃酮是最被廣泛研究的植物荷爾蒙，雖然他們的活性比人類的雌激素低了數百倍，但還是對雌激素提供了有益的補充。

大部分的植物異黃酮都是呈現不活化型（inactive form），一旦經過吸收，大腸裡的細菌就會將這些異黃

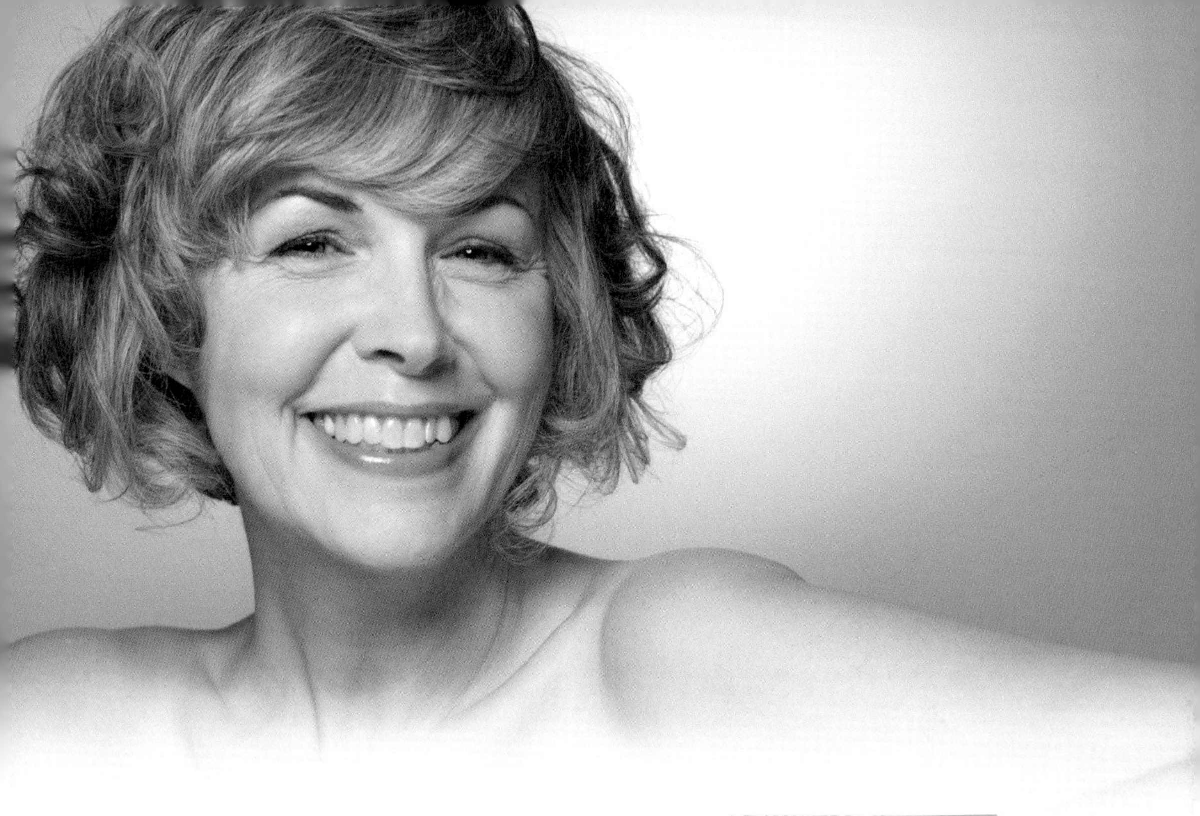

酮分解以釋放出活化型。不過異黃酮的代謝情況會因人而異，所以為了確保能夠獲得最大的功效，在攝取異黃酮時，要食用添加活菌的機能優格，並服用益生菌的營養補充品。

為了增加天然的植物荷爾蒙攝取，你可以多吃：

- 豆類，特別是雞豆、扁豆、苜蓿草以及綠豆、黃豆和黃豆製品。
- 蔬菜，包括綠花椰菜、菠菜、高麗菜這些深綠色葉類蔬菜與大白菜、球莖甘藍這些十字花科的外來品種，以及芹菜、茴香。
- 堅果，包括杏仁、腰果、榛果、花生、核桃與堅果油。

有用的營養補充品

- 異黃酮萃取物可以明顯減少熱潮紅的症狀。
- 黑升麻（Black cohosh）有益於舒緩熱潮紅、陰道乾澀、憂鬱與焦慮。
- 鼠尾草葉（sage leaf）萃取物能舒緩熱潮紅與夜間盜汗，還能改善記憶力。
- 月見草油是必需脂肪酸γ-次亞麻油酸（GLA）的優良來源，能提供製造性荷爾蒙的原料。
- 鈣與維他命D的營養補充品有助於增加骨質密度，減少骨折的風險。
- 紅景天有助於減少壓力，並提升能量來協助克服焦慮與疲倦。
- omega-3魚油能減少心臟病發作的風險。
- 5-羥基色胺酸（5-HTP）能提供腦內製造血清素的原料，同時提振心情、改善睡眠品質。

你知道嗎？

更年期初期還是有可能懷孕，所以如果不想懷孕的話還是要實施避孕，年齡超過50歲，最後一次自然月經後要至少再避孕一年，而年齡少於50歲，則需要避孕二年。如果有疑問，請教你的醫生。

更年期檢查表

- 採用洋蔥式穿衣法，才能在熱潮紅期間脫掉。
- 如果夜晚需要降溫，在床邊放支電風扇。
- 戒菸，抽菸會降低體內的雌激素，抽菸者的更年期平均會比不抽菸者提早兩年到來。
- 避免過度的壓力，因為會讓腎上腺枯竭，使腎上腺無法製造正常的微量性荷爾蒙來幫助平緩更年期的症狀。
- 規律運動以維持整體健康。
- 使用潤滑劑來克服私處的乾澀問題。
- 考慮採用荷爾蒙補充療法（hormone replacement therapy, HRT），能快速減輕熱潮紅與夜間盜汗的症狀，但通常只能開立最多五年的處方（從50歲算起），來把任何可能增加乳癌的風險降到最低。

- 種子，尤其是亞麻籽、南瓜籽、芝麻、葵花籽與籽苗。
- 全穀物，特別是玉米、蕎麥、小米、燕麥、裸麥與小麥。
- 新鮮水果，包括蘋果、酪梨、香蕉、芒果、木瓜與大黃（rhubarb）。
- 水果乾，尤其是蜜棗、無花果、梅子與葡萄乾。
- 草本植物，特別是當歸、山蘿蔔、細香蔥、大蒜、薑、荷蘭芹、迷迭香與鼠尾草。
- 增加omega-3脂肪酸，亞麻籽、大麻籽與富含油脂的魚類裡有omega-3必需脂肪酸，已被證實能降低膽固醇，改善荷爾蒙引起的憂鬱症，而且有助於預防乳癌。
- 每天多喝一品脫的半脫脂或脫脂牛奶來補充鈣質，並確認維他命D的攝取也足夠，才能適當吸收鈣質。

該避免的食物

- 減少攝取飽和脂肪。
- 避免過多的糖分與鹽分，避開明顯過鹹的食物，不管烹調或用餐都不要加鹽，改用香草或黑胡椒調味。
- 避免攝取酒精、咖啡因或辛辣食物，如果它們會引起熱潮紅的話。

Recipe

營養滿點蔬菜鍋（4人份）

材料

2湯匙的橄欖油、油菜籽油或大麻籽油
1大顆洋蔥，切碎
2顆蒜瓣，壓碎
1大根韭菜，洗淨切段
2根芹菜，切段
2根胡蘿蔔，削皮切塊
4顆馬鈴薯，削皮切塊
1大顆歐防風，削皮切塊
4顆大型蘑菇，切片
400公克罐裝的熟雞豆，倒出瀝掉湯汁，或者一把扁豆。
1大顆紅甜椒，切塊
1包大約300公克的新鮮櫻桃番茄，或1罐400公克的切塊番茄
2湯匙的亞麻籽
一把新鮮的香草（鼠尾草、荷蘭芹、迷迭香、奧勒岡），切碎
1片月桂葉
1湯匙的番茄泥
250毫升低鹽高湯
現磨黑胡椒

做法

- 在大平底鍋或法國砂鍋盤上熱油，然後嫩煎洋蔥、大蒜與韭菜。
- 把剩下的所有食材加進去，然後以黑胡椒調味，如果有需要，加水到剛好蓋過蔬菜的高度。
- 煮滾後，關小火，慢慢熬煮1小時，偶爾要攪拌。

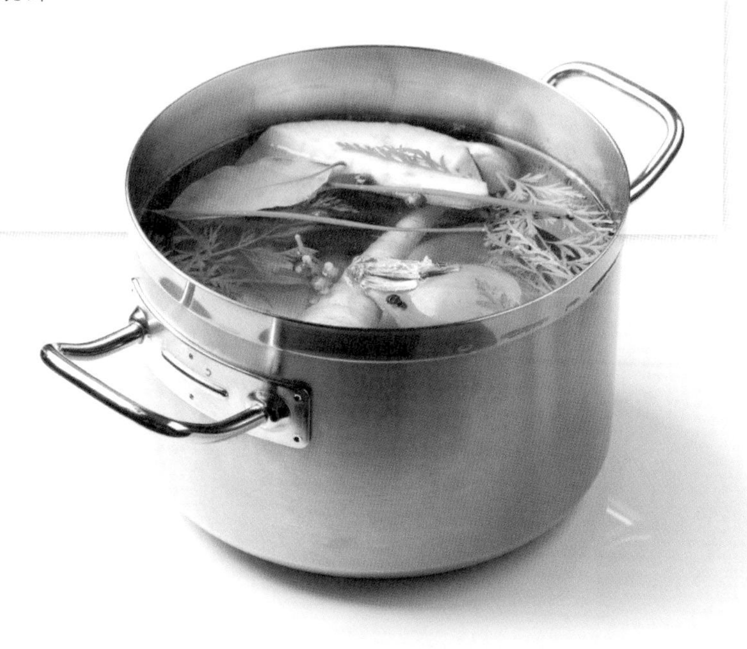

骨質疏鬆症

Osteoporosis

骨質疏鬆症，又稱「脆骨症」（brittle bones），在 50 歲以上的人群中，估計有三分之一的女性與十二分之一的男性患有此症，但在許多年紀較輕的人身上也會發生。膳食營養缺乏是可能的因素之一，因此確保自己取得適當的營養極為重要。

骨質疏鬆症字面上的意思是指「多孔的骨頭」（porous bones），當骨質重塑（bone-remodelling）出現失衡時就會發生，導致新生的骨質來不及取代老舊磨損的骨質，而讓老舊骨質再次被吸收，於是骨質開始變得疏鬆，支撐上半身的重量就可能造成脊椎骨折，跌倒也可能會造成髖骨或腕部骨折。

什麼原因導致？

- 家族史
- 提早出現更年期（45 歲以前）
- 任何導致停經的原因，懷孕除外
- 皮質類固醇治療
- 日晒不足
- 長期不動
- 飲酒過量
- 抽菸
- 小腸吸收不良（例如，乳糜瀉所造成）
- 維他命 D、鈣、鎂與磷酸鹽的飲食攝取不足

有幫助的食物

- 取得良好的鈣質攝取，這對一生都很重要。600 毫升的脫脂或半脫脂牛奶能提供超過 700 毫克的鈣質。哈佛醫學院的老化研究所發現，髖部較高的骨質密度與牛奶與優格的良好攝取有關，其他高鈣食物包括綠葉蔬菜、鮭魚／沙丁魚（帶骨罐裝）、蛋、堅果、種子、豆類，以及採用營養強化麵粉製作的白麵包與全麥麵包。
- 增加維他命 D 的攝取，因為維他命 D 為吸收鈣與磷酸鹽所必需，其飲食來源包括富含油脂的魚類、肝臟、蛋、奶油、營養強化牛奶與營養強化的人造奶油／抹醬。
- 每天至少吃五份蔬果，以獲取對骨骼有益的微量營養素，像是異黃酮、類胡蘿蔔素、鉀、鎂、硼、銅、葉酸、錳、矽、維他命 C 與鋅。

該避免的食物

- 避免大量食用與早期骨質疏鬆症有關的紅肉。
- 減少咖啡因攝取，一天喝四杯咖啡的女性，往後發生髖部骨折的機率會提高三倍。為了抵消咖啡因的作用，有些專家建議，每喝一杯 178 毫升的含咖啡因咖啡，就必須額外補充 40 毫克的鈣。
- 減少鹽分攝取，因為鹽分會加速鈣質從腎臟流失。
- 避免飲酒過度，以免降低飲食中的鈣質吸收。
- 避免罐裝的氣泡飲料，裡頭所含的磷酸會使骨骼中的鈣質流失。

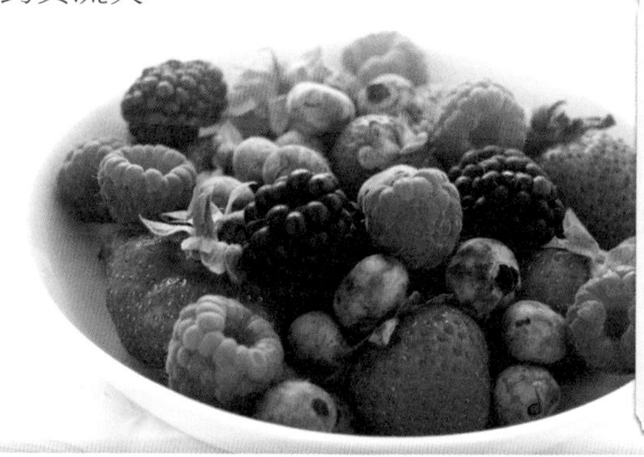

骨質疏鬆症檢查表

- ■ 規律運動。有氧運動、球拍運動和慢跑這些高衝擊運動能再生骨質，但對年長者來說，任何活動都會有幫助，像是散步、園藝和爬樓梯，這些活動還能強化肌肉，減少跌倒的可能性。
- ■ 不要抽菸。
- ■ 避免含鋁的制酸劑（胃藥），常態性使用超過十年，髖骨骨折的風險會提升二倍。
- ■ 避免壓力過大，壓力荷爾蒙對骨骼有直接的傷害作用，還會使往後提供有效補充的腎上腺減少分泌性荷爾蒙。
- ■ 考慮服用具有保護效果的鈣與維他命 D 營養補充品。
- ■ 晒點太陽，不擦防晒乳，在燦爛陽光下待 15 分鐘，可以提升體內維他命 D 含量卻又不會晒傷。

Recipe

莓果脆（4 人份）

材料

一把新鮮的綜合莓果（例如，覆盆子、藍莓、草莓），切塊
400 毫升的低脂、低糖優格（可以把天然優格當早餐，香草口味當點心）
一把杏仁片
一把南瓜籽
一把芝麻籽

做法

- 把莓果平分放入四個玻璃杯，再把優格用湯匙淋蓋在莓果上，然後灑上杏仁片、南瓜籽與芝麻籽。

骨關節炎 Osteoarthritis

骨關節炎是某些關節發生了漸進式的退化，在 45 歲以上的男女中，大約有六分之一的男性與四分之一的女性，其膝關節在 X 光片中出現了骨關節炎的跡象，雖只有一半的人感到疼痛。具有消炎效果的食物有助於緩解症狀。

骨關節炎與覆蓋在活動關節上的軟骨磨損有關，常發生於膝關節、髖關節與下身脊椎這些用於負重的關節，還有下顎、腕部與手指關節這些經常反覆活動的關節。當關節軟骨（Articular cartilage）變得更脆弱、更僵硬，而且無法承受壓迫力時，就會破裂、剝落，讓下方暴露出來的骨頭出現發炎。發炎、軟骨缺失與關節變形會導致行動僵硬、受限，於是行走不便就造成了韌帶與肌肉疼痛。

人到了六十歲，幾乎有 80% 都會有至少一處關節出現骨關節炎的跡象，女性出現症狀的機率更是男性的二倍。

什麼原因導致？

- 年齡
- 家族史
- 性別
- 因職業造成關節過度使用
- 肥胖
- 運動
- 創傷

有幫助的食物

- 多攝取 omega-3 脂肪酸，因為 omega-3 脂肪酸會被轉換成一種稱為「脂質調節劑」（resolvins）的物質，能像阿斯匹靈一樣「消除」炎症並降低發炎反應酵素的活性。我們能在鯖魚、鯡魚、鮭魚、鱒魚與沙丁魚這些富含油脂的魚類（每週吃 2 ～ 4 份最好，參閱第 26 頁），還有鹿肉、水牛肉這些野味肉，以及草飼牛肉和 omega-3 營養強化蛋中找到 omega-3 脂肪酸。
- 增加維他命 D 的攝取，因為維他命 D 能對抗骨關節炎，所以要多吃富含油脂的魚類、肝臟、蛋、奶油與營養強化的牛奶或人造奶油。

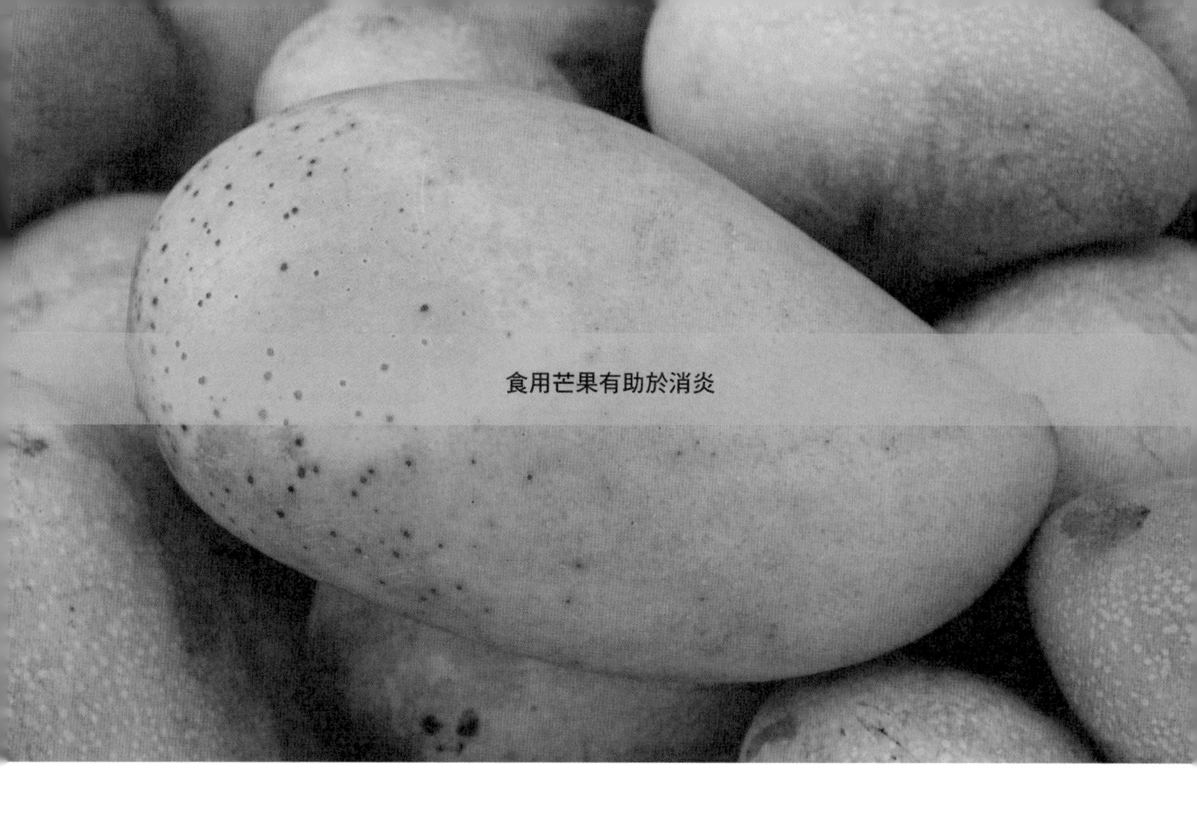

食用芒果有助於消炎

- 食用巴西堅果，研究發現那些從飲食中攝取最多硒的人，最不容易罹患骨關節炎，而巴西堅果是含硒量最豐富的飲食來源，一天二顆巴西堅果就已經足夠。其他飲食來源還包括海鮮、動物內臟，以及某些國家的小麥粉，例如，美國與加拿大，而歐洲、中國與紐西蘭的大部分地區，土壤中都缺硒，這表示他們生產的小麥粉中，這種重要的微量營養素含量都很少。
- 吃對蔬果，綠花椰菜、菠菜與嫩高麗菜這些葉深綠葉類蔬菜，能提供有益關節的抗氧化劑類胡蘿蔔素、維他命 C、鈣與鎂。胡蘿蔔、地瓜、芭樂、芒果與南瓜這些黃／橙色蔬果是維他命 C 與抗氧化劑類胡蘿蔔素的豐富來源，能降低各種關節炎的發炎反應。

骨關節炎檢查表

- 平常要運動，有助於維持肌肉強度。
- 在平坦的地面運動，必要時使用拐杖輔助。
- 避免長時間維持跪姿或蹲姿，以及高舉重物。
- 施加冰按摩或冰敷來舒緩關節疼痛。
- 晒點太陽，在燦爛陽光下待 15 分鐘（無防晒），可以提升體內維他命 D 含量卻又不會晒傷。

你知道嗎？

每增加 1 公斤體重，走路或站立時加諸於膝關節上的整體力量會增加 2～3 公斤。減去多餘體重，能夠減少承重關節上所施加的負單達到四倍。

有用的營養補充品

- 假如你正為了減重而節食，綜合維他命與礦物質會有助於預防營養不良。
- omega-3 魚油的營養補充品能減少止痛劑的使用，假如你從不吃富含油脂的魚類，你可能需要服用高劑量的膠囊，來提供每日 3 公克的有效治療劑量。
- 維他命 D 能預防骨關節炎，因為維他命 D 可以改善軟骨細胞所製造軟骨的質或量，所以選擇提供維他命 D3 的營養補充品，效果更好。
- 維他命 C 有助於減少骨關節炎的進展與膝蓋出現疼痛的風險。
- 維他命 E 有助於減少疼痛，一項研究顯示，每日服用維他命 E，持續六週能夠減少休息與活動時骨關節炎的疼痛，還能減少止痛劑的使用。
- 硫酸鹽葡萄糖胺 (glucosamine sulphate) 與硫酸軟骨素 (chondroitin sulphate) 能刺激軟骨生成，減少發炎與疼痛，每三個人裡就有二人有效。
- 甲基磺醯基甲烷 (methylsulfonylmethane, MSM) 是修復關節軟骨所需的硫來源，使用十二週後已知能改善關節疼痛與生理功能。
- 南非鉤麻（Devil's claw）、薑與玫瑰果（rose hip）萃取物含有獨特的化合物，具有類似於非類固醇消炎止痛藥物（NSAIDs）的止痛作用。

- 幫食物增添風味，八角、辣椒、丁香、小茴香、茴香、薑、芥末與薑黃這些咖哩香料具有消炎止痛的作用，能改善關節炎的疼痛。
- 多喝茶，茶含有高量的抗氧化劑兒茶素，尤其是白茶與綠茶，能在罹患關節炎的關節中抑制炎症的化學物質表現，幫助軟骨在骨關節炎中免於損壞。

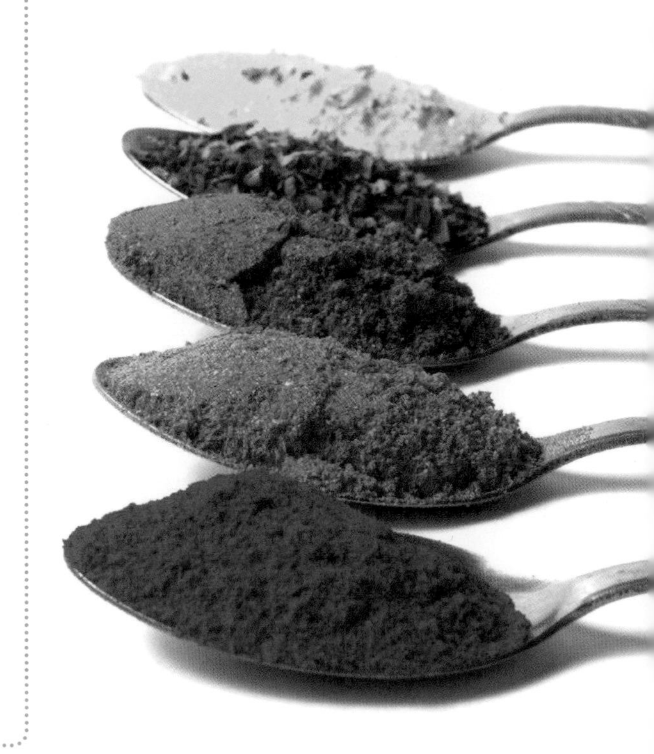

該避免的食物

- 減少攝取 omega-6 脂肪酸，因為攝取過度會加重身體發炎。少吃紅花籽油、葡萄籽油、葵花籽油、玉米油、棉花籽油與大豆油這些含有 omega-6 的植物油，改用油菜籽油、橄欖油、堅果油或夏威夷豆油這些比較健康的油，也要少吃用 omega-6 油脂做成的人工奶油，並避免便利食品、速食與加工產品，例如，蛋糕、甜食與糕點。
- 如果其他改善方法無效，可以試著減少食用番茄、胡椒、辣椒、茄子與馬鈴薯這些茄科植物數星期，再觀察症狀是否改善。雖然這個說法仍有爭議，可是有些人對這些植物中的化學物質過敏，即茄鹼（glycoalkaloids），可能會讓關節疼痛更加惡化，但並非所有人。

Recipe

鮭鱒魚配巴西堅果（4 人份）

材料

4 條小型鮭鱒魚，去骨
100 公克的巴西堅果，切碎
4 湯匙的新鮮荷蘭芹末
1 顆無蠟的檸檬果皮屑與果汁
2 顆蒜瓣，壓碎
現磨黑胡椒
100 公克的佛羅倫斯茴香，切成火柴棒大小

做法

- 烤箱預熱至 190℃／瓦斯爐刻度 5。
- 清理鮭鱒魚，並切除魚頭、魚鰭與魚尾，在每條去骨魚肚中塞入堅果、荷蘭芹與檸檬果皮屑。灑上檸檬汁與大蒜，然後以黑胡椒調味。
- 將茴香條鋪在烤盤中，排上鮭鱒魚。覆蓋上鋁箔後放入烤箱烤 20 ～ 30 分鐘，直到魚肉熟透。

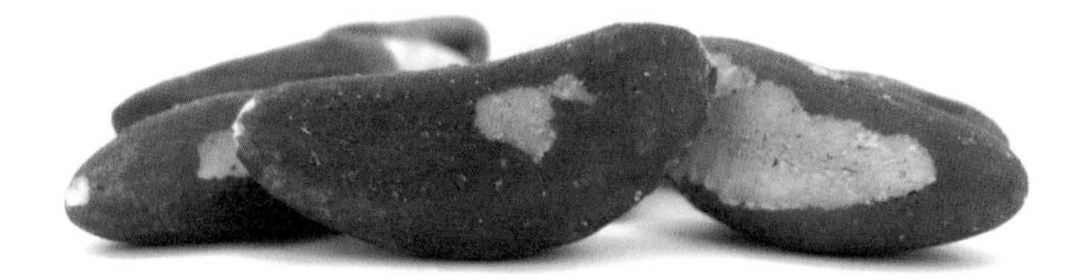

巴西堅果是硒含量最豐富的飲食來源

類風濕性關節炎

Rheumatoid arthritis

大約有 1% 的人口患有類風濕性關節炎，其中女性是男性的五倍。患者裡有四分之一會在 30 歲以前出現症狀，但大多數的新案例都發生在 40 ～ 50 歲的族群。食用具保護力而且可以減輕關節發炎的食物會有所幫助。

類風濕性關節炎是一種炎症，因為包覆在某些關節上的滑液膜（synovial membranes）變厚並且發炎，而造成紅腫、僵硬、腫脹與疼痛。發炎逐漸擴散到滑液膜下方的骨頭後，會造成骨頭磨損變形。類風濕性關節炎通常侵襲手腳的小關節，但也會發生在頸部、手腕、膝蓋與腳踝。罹患類風濕性關節炎的人會常常感到不適，可能還可能出現體重減輕、發燒，以及身體其他部位的發炎，像是眼睛。

什麼原因導致？

- 家族史
- 身為女性
- 免疫反應異常
- 可能的病毒感染

有幫助的食物

- 試著當個素食主義者，吃純素或包含乳製品的奶素能改善症狀，研究指出，只要吃素四週，就能降低許多項目的診斷分數，包括關節壓痛與腫脹、疼痛、早晨關節僵硬的時程、握力以及整體健康。如果是採取純素的飲食方式，要考慮服用維他命 B_{12} 與維他命 D 還有鐵與鋅的營養補充品。
- 多吃綠色蔬菜，大量攝取蔬菜似乎能帶來保護力，尤其是高麗菜、綠花椰菜、小白菜、菠菜、球莖甘藍與大白菜這些十字花科的蔬菜。
- 多攝取橄欖油，希臘研究發現，大量食用橄欖油的人，罹患類風濕性關節炎的機率會降低 38%。

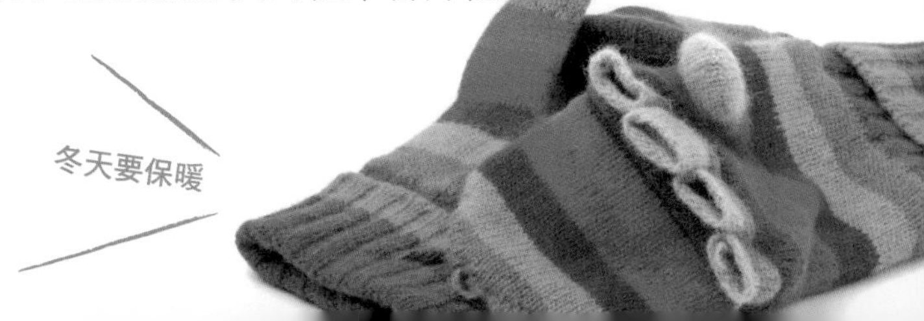

冬天要保暖

- 多吃魚，每週吃二份以上烤魚或焗魚的人，會比每週吃不到一份的人，減少一半罹患類風濕性關節炎的風險。
- 攝取大量的維他命 D，因為良好的攝取會帶來保護力，飲食來源包括富含油脂的魚類、魚肝油、蛋、奶油、營養強化的牛奶與營養補充品。
- 食用酪梨，酪梨含有抗氧化的單元不飽和油脂、必需脂肪酸、β-植固醇（beta-sitosterol）與維他命 D，能抑制關節發炎，目前正在研究把酪梨萃取物當作治療關節發炎的藥物。
- 多吃水果，櫻桃、葡萄、藍莓、山桑子、黑莓、深色覆盆子、接骨木莓這些帶有深藍紅色素的水果，含有抗氧化花色素苷，能減少關節發炎。

類風濕性關節炎檢查表

- 避免待在冷風口，冬天要盡量保暖。
- 早上起床後的第一件事，就是在熱肥皂水裡活動僵硬的雙手，當然整天裡也都可以做。
- 試著經常泡熱水澡或淋浴；熱敷或冷敷也有效。
- 考慮服用魚油與青邊貽貝（green-lipped mussel）的萃取物，來幫助減緩關節壓痛與疲勞。

該避免的食物

- 少吃肉，飲食調查顯示，類風濕性關節炎與食用肉類和肉類製品有關，大量食用的患病風險是少量食用的二倍。

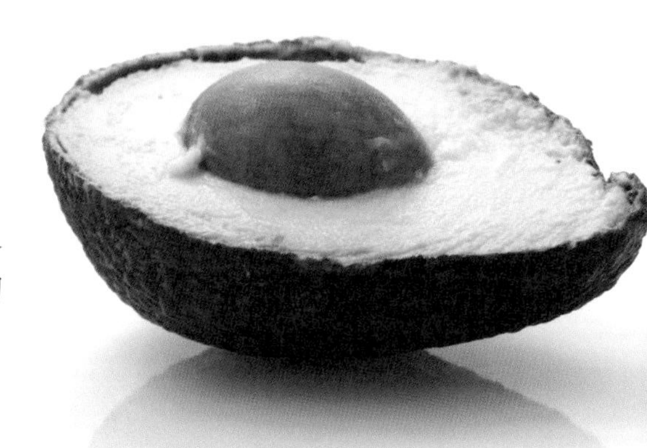

Recipe

酪梨醬船（4 人份）

材料

1 大顆熟酪梨的果肉
半顆檸檬或萊姆的果汁
30 毫升的頂級初榨橄欖油
現磨黑胡椒
大白菜

做法

- 把大白菜以外的所有食材放入榨汁機，然後打成泥，以黑胡椒調味，最後把酪梨醬抹在大白菜上，成為一道健康的點心。

痛風 Gout

據估計，有五百分之一的人口罹患痛風，在女性停經以前，男性的好發率是女性的九倍，之後會達到平衡。飲食干預法的效果相當好，二個人裡就有一人能單單透過改變飲食來預防痛風的反覆發作。

當針狀的尿酸結晶在某些關節或軟組織裡形成，就會發生痛風，通常發生在腳拇指的跖趾關節，這會造成帶有紅腫且極度疼痛的關節炎，也可能會出現輕微的發熱。症狀通常會在幾天之內穩定下來，但卻可能會在數個月後，或甚至幾年後再度復發。

尿酸是由一種名為「嘌呤」（purines）的物質所產生，而大部分嘌呤則是由體內回收老舊細胞的遺傳物質而來。因為大約有五分之一的尿酸是產自飲食中的嘌呤，所以這也是為什麼飲食干預法會如此有效的原因。

什麼原因導致？

- 年齡
- 家族史
- 高嘌呤飲食

警告

避免服用阿斯匹靈，因為阿斯匹靈會提高尿酸值，同時也要避免含有高於每日維他命 B_3（菸鹼酸）或維他命 A 建議量的營養補充品，因高劑量會增加尿酸值。

有幫助的食物

- 採取蔬食為主的高纖飲食，限制動物性蛋白質的攝取，食用大量莓果、水果與蔬菜。
- 食用低脂乳製品，像是脫脂牛奶與低脂優格，這些食物可以提供強大的保護效果，因為酪蛋白（casein）與乳白蛋白（lactalbumin）這些乳蛋白（milk proteins）能增加腎臟的尿酸排泄。
- 食用大量的深藍紅色水果，例如，櫻桃、葡萄、藍莓和山桑子。這些水果含有抗氧化劑（花青素），每天食用 250 公克左右能夠降低尿酸值，預防痛風發作。

- 一天吃一顆蘋果，蘋果內含蘋果酸（malic acid），有助於維持尿酸溶解，並排出體外。
- 每天至少喝 2 公升的水，有助於讓尿酸維持在溶解狀態。

該避免的食物

- 避免高嘌呤的食物，例如，肝臟、腎臟、帶殼海鮮、富含油脂的魚類（尤其是鯡魚和沙丁魚）、野味肉以及酵母萃取物。雖然有些蔬菜的嘌呤含量相對來得高，例如，蘆筍、白花椰菜、菇類、扁豆與菠菜，但最近一項涉及 47,000 名男性的研究指出，適度攝取植物來源的嘌呤可能不會提高痛風的風險，因為這些蔬菜提供了有益的抗氧化劑與纖維。
- 少喝加糖的無酒精飲料，這些飲食已被證實會增加痛風的風險。
- 避免飲酒過量，因為酒精不但會增加尿酸生成，還會減少尿酸排泄，尤其是啤酒，它本身的嘌呤含量就很高。

有用的營養補充品

- 魚油的營養補充品具有消炎的良效，而且不含嘌呤。
- 山桑子的濃縮萃取物含有抗氧化劑，有助於降低尿酸值。
- 南非鉤麻被發現能促進尿酸排泄，降低痛風反覆發作的風險。
- 高劑量的維他命 C 能把尿酸從組織中運送出來，增加尿酸的排泄。而酯化維他命 C（Ester-C）這種型式的維他命 C 為無酸性，效果最好。

Recipe

蘋果櫻桃藍莓奶昔（4 人份）

材料

4 顆紅色食用蘋果，去核
一把櫻桃，去籽
一把藍莓
100 毫升的不加糖蘋果汁
100 毫升低脂的天然機能優格

做法

- 給一天帶來健康的開端，把所有食材放入攪拌機裡快速攪拌，然後依個人喜好添加多一點蘋果汁來作成比較稀釋的奶昔，或加多一點讓它濃稠些。

消化不良 Indigestion

消化不良與胃灼熱（heartburn）是常見的情況，通常發生在進食後的三十分鐘內，可能是因為吃太多、運動、屈身或平躺所引起。每五個人裡就有四個會因為害怕出現症狀而避免食用他們喜愛的食物，所以注意飲食是關鍵。

消化不良（Indigestion 或 dyspepsia）是用來泛指進食後感到上腹部有任何不適的說法，包括吞下空氣後的脹氣感、胃脹氣、噁心、胃灼熱、胃酸過多、腹痛與燒灼感。胃灼熱是指涉更明確的說法，指的是胸骨後方發熱與燒灼的感覺，有時可能會向上延伸到喉嚨。

胃灼熱最常見的原因之一是胃酸逆流（acid reflux），也就是胃裡頭的內容物逆流到了食道（連接口腔與胃的管道），這不但會讓胃酸與酵素接觸到敏感的食道內壁，還會在消化道此處的內層引起疼痛的肌肉痙攣。在嚴重的案例裡，胃灼熱會仿照心臟病發作時的胸痛，所以根據估計，被轉診到冠狀動脈照護單位的案例中，其實有 20% 是胃食道逆流症（gastro-oesophageal reflux disease），而不是心臟方面的問題。

什麼原因導致？

- 過度放縱於攝食油膩、酸性或辛辣的飲食
- 飲酒過度
- 抽菸
- 體重過重
- 胃與食道間的瓣膜太脆弱
- 食道裂孔疝（hiatus hernia）
- 焦慮或壓力
- 胃酸逆流
- 胃潰瘍
- 膽囊疾病

有幫助的食物

一整天下來試著少量多餐，避免把胃塞得太滿，而且注意進食後不要馬上彎腰、屈身或躺下。

- 吃溫和、非酸性且容易消化的食物，例如，煮熟的白米、燕麥、炒蛋、成熟的香蕉、妥善料理的綠葉蔬菜、西瓜、清雞湯與優格，還有原味餅乾與消化餅也很值得一試。
- 食用牛奶與優格，能提供鈣鹽來中和過多的酸。

- 吃木瓜，木瓜含有消化酶能幫助消化（更多關於消化酶的資訊，見第 114 頁）。
- 飲用益生菌飲品或吃活菌機能優格來維持高數值的益生菌，這對腸道健康十分重要。
- 飲用費拉蘆薈汁，費拉蘆薈是天然的制酸劑（antacid），不可以在懷孕或哺乳期間飲用。

該避免的食物

- 避免吃太油膩（例如含有白醬）或難消化（包括糕點、奶油水果蛋糕或乳酪蛋糕）的大餐（三道菜或更多）。
- 盡可能不喝酸性果汁、咖啡和酒精，因為這些是引發症狀的最常見禍首。
- 避免吃宵夜。
- 用餐不要搭配液體，因為會稀釋消化液，但假如你有胃酸逆流，還是可以喝水或牛奶。

消化不良檢查表

- 減去多餘體重。
- 穿寬鬆的衣物，尤其是在腰部附近。
- 別抽菸。
- 避免服用阿斯匹靈與相關的藥物，像是布洛芬，以免刺激胃壁。
- 假如躺著會出現症狀，試著用書本撐高床頭的兩個床腳，把床頭抬高 15 ～ 20 公分(6～8 英吋)左右。
- 保持平靜，壓力被認為是消化不良的主要原因，所以要放輕鬆，給自己享用食物的時間。
- 如果症狀一直持續或反覆發生，就要就醫。

Recipe

舒心香蕉米布丁（4 人份）

材料

200 公克的白米飯
2 條熟成的香蕉，壓成泥
300 毫升的低脂香草機能優格
些許肉桂粉

做法

- 把所有食材混合在一起，冰涼上桌或溫熱上桌都好，但不可以加熱過頭，上面還可以額外灑上一些肉桂粉。

脹氣 *Bloating*

雖然脹氣常常與過度放縱飲食或吃得太油、太肥有關，但是有腸道功能障礙的人就算吃得相當少，進食後也會發生。確保自己攝取足夠的消化酶有助於消除脹氣。

我們的唾腺、胃、小腸、肝臟與胰臟能分泌各種所需的消化酶來適當處理食物，包括用於分解膳食蛋白質的蛋白酶（proteases）、用於消化碳水化合物的澱粉酶（amylases）、用於分解膳食脂肪的脂肪酶（lipases）。當人的年紀漸長，身體會製造越來越少的腸酶和胃酸，所以會導致許多的健康問題，從脹氣、腸胃氣脹、胃灼熱到腸躁症與吸收不良。

什麼原因導致？

- 吃太多
- 吃太快
- 缺乏消化酶
- 膽汁分泌減少
- 吞入空氣
- 體液滯留
- 內臟的功能降低或腫大
- 腸道的物理性阻塞

有幫助的食物

- 享用熱帶水果，許多植物性食物中都含有消化酶，特別是鳳梨、奇異果與木瓜。
- 多攝取蔬果、沙拉與果汁，這些食物含有鉀，有助於排出體內多餘的鈉，減少體液滯留。
- 增加鎂的攝取，鎂對於鹽分與體液的平衡有著重要的作用，其食物來源包括魚、堅果、種子、黃豆、全穀物以及深綠葉類蔬菜。
- 飲用薄荷茶、薑汁茶或茴香茶，這些茶飲有助於減少脹氣。
- 食用活菌機能優格或其它有益消化細菌生長的食物來源。

消化酶的營養補充品

消化酶的營養補充品可以到健康食品商店購買，

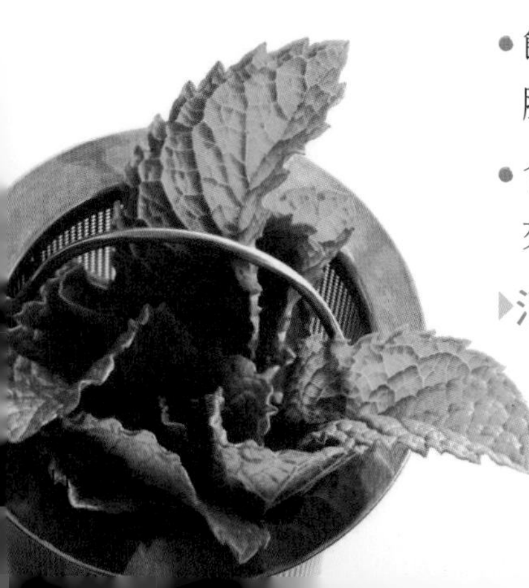

但一定要確認產品標示，因為活性單位數值標示最高的商品才是最有效的。假如在食用碳水化合物後感到脹氣，可以試著服用澱粉酶和纖維素酶（cellulase）這類碳水化合物的消化酶；假如因為喝牛奶而引起不適，可以考慮服用含有鳳梨蛋白酶（取自鳳梨）、木瓜酶（取自木瓜）、脂肪酶與乳糖酶的牛奶消化酶；假如你有乳糖不耐症，服用提供麩質蛋白酶、纖維素酶與澱粉酶的產品會有所幫助。

若要改善一般的消化症狀，可以選擇含有脂肪酶（消化脂肪）、澱粉酶（消化碳水化合物）、蛋白酶（消化蛋白質）、乳糖酶（消化乳糖）與纖維素酶（消化纖維素）這些消化酶的綜合營養補充品。

該避免的食物

- 少吃過鹹和產氣的食物，例如，豆子、扁豆與洋蔥。
- 假如你有乳糖不耐症，改吃不含乳糖的乳製品。

有用的營養補充品

- 蒲公英是天然草本的利尿劑，廣泛用於排泄身體過多的體液。
- 朝鮮薊的萃取物能有效促進膽汁製造，迅速解除因為膽汁分泌不足所造成的脹氣，尤其是在症狀與食用肥膩食物、飲酒或摘除膽囊有關的時候。

脹氣檢查表

- 慢慢吃，每一口都多嚼幾下。
- 避免飲用氣泡飲料，也不要用吸管喝飲料、嚼口香糖以及在嘴裡含著硬糖果，這些都會增加吞入的空氣，讓體內充滿氣體。
- 如果症狀持續超過二週，就應該就醫。

Recipe

安定薄荷茶（4 人份）

材料

一把新鮮的薄荷葉
煮沸的開水

做法

- 把薄荷葉放入溫熱的玻璃杯或瓷器茶壺中，倒入剛煮沸的開水，然後靜置 10 分鐘讓茶葉泡開。將茶湯濾到茶杯中，一天喝三次，可以趁熱喝或放涼喝。

膽結石 Gallstones

女性出現膽結石的機率是男性的四倍，而且每五個女性就會有一個在人生中的某個時候發生膽結石。準備好你的每日燕麥，並採用低脂高纖的飲食方式，是對抗這種常見問題的關鍵。

膽結石形成於膽囊裡，膽囊是個像囊袋一樣的器官，用來儲存膽汁，而膽汁則是像清潔劑一樣的綠黃色物質，由肝臟製造，負責把膳食脂肪消化成容易吸收的小球體。當膽汁裡被溶解的成分經過沉澱變成固體時，就會形成膽結石，而膽結石大部分都是由膽固醇組成，但也有一些含有大量的膽汁色素或鈣鹽。

膽結石的形狀大多偏圓形或卵形，尺寸大小從 1 公厘到 25 公厘（將近 1 吋）都有，有些人會形成一大顆石頭，有些人則會生成 200 顆或者更多砂礫狀的細小石子，其中只有五分之一的膽結石患者會出現腹部絞痛與上腹部疼痛的症狀，而且可能相當嚴重。

什麼原因導致？

- 女性
- 家族史
- 體重過重
- 高脂飲食
- 曾使用口服避孕藥丸或接受荷爾蒙補充療法

有幫助的食物

- 採用低脂高纖的飲食方式，因為膳食脂肪會刺激膽囊收縮，把膽結石推往膽管口而引起疼痛。

注意 有些脂肪有益於調節膽固醇平衡，所以像橄欖油、油菜籽油以及堅果油都有助於預防膽結石。

- 每週吃二或三次富含油脂的魚類，因為 omega-3 魚油有益於預防膽結石。
- 選擇燕麥片，富含果膠（存在於蘋果胡蘿蔔杏桃）與膠質（存在於燕麥麩與豆類）這些可溶性纖維的植物，可以與膽固醇和膽鹽結合來減少它們的再吸收。事實

有用的營養補充品

- 乳薊（milk thistle）萃取物有益於膽汁合成。
- 維他命 C 的營養補充品有助於預防膽汁中的膽固醇形成結石。

上，一天吃一碗燕麥片可以降低 8 ～ 23%「壞的」低密度脂蛋白膽固醇值。早餐可以吃加水果的燕麥粥或不加糖的燕麥什錦麥片，也可以把大燕麥片混進優格裡，或把燕麥餅當作點心。

- 把新鮮的蒲公英嫩葉加進沙拉裡，這是一種膽結石的傳統藥草療法。
- 喝大量的液體，尤其是水或香草茶，藉此保持水分充足並避免膽汁沈澱。

膽結石檢查表

- 把飲酒量限制在建議的健康範圍內。
- 減去多餘脂肪來維持健康的體重。
- 每天至少吃五份蔬果與沙拉。

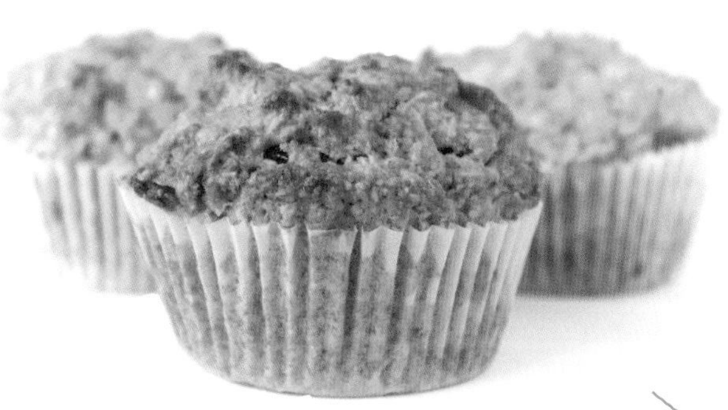

Recipe

燕麥蘋果胡蘿蔔瑪芬 （12 人份）

材料

160 公克的大燕麥片
30 公克的全麥麵粉
2 茶匙烘焙粉
半茶匙的鹽
1 茶匙的肉桂粉
1 茶匙的薑粉
2 顆 omega-3 營養強化雞蛋
100 公克的黑糖
120 毫升的橄欖油
100 公克的胡蘿蔔，刨成細絲
1 顆紅蘋果，去核，刨成細絲
一把杏桃乾，切細碎

做法

- 烤箱預熱至 200℃／瓦斯爐刻度 6。
- 用食物調理機研磨 1 分鐘，把燕麥磨成粉，再移到碗裡，加入麵粉、烘焙粉、鹽、肉桂粉與薑粉，混合在一起。
- 拿出另一個碗，把雞蛋打到蓬鬆，再加入糖與油繼續打勻。然後加入剛剛混合好的乾粉材料，用折疊的方式拌進去，等全部混勻後，再用相同的方式拌入胡蘿蔔、蘋果與杏桃。
- 把拌好的材料分裝到 12 個瑪芬杯，再放入烤箱烤 20 ～ 25 分鐘，把取食用的竹籤或肉串用竹籤插入蛋糕，取出來如果看起來沒有沾東西就是烤好了。

便祕與大腸憩室症

Constipation & diverticular disease

我們偶爾都會便祕，不過，在一般群體裡有八分之一的人會出現持續性的問題（慢性便祕）。採用高纖飲食法，搭配大量液體，能給你克服這種痛苦情形的最佳機會。

當一個非腸躁症患者的人出現下列症狀中的至少兩項，並持續長達三個月，就會被診斷為慢性便祕：每週排便少於三次、排便費力、糞便硬結、肛門直腸阻塞感、排便不盡感，而且／或者需要手指輔助排便。

最常發生便祕的族群是孩童、老人、腸躁症患者與孕婦，其中造成孕婦便祕的原因是荷爾蒙黃體固酮的平滑肌鬆弛作用。便祕與排便費力會造成痔瘡與大腸憩室症（diverticular disease），也就是大腸內壁的黏膜因為壓力增大而被推擠到腸壁肌肉外，形成小小的突起囊袋（憩室），因而干擾到腸壁肌肉收縮，造成便祕症狀惡化，最後可能演變成感染、發炎與疼痛（憩室炎）。據估計，50～60 歲的年齡層中，有三分之一的人口罹患大腸憩室症，過了 60 歲後，還會變得越來越常見。

會導致便祕的藥物

- 止痛藥，尤其是可待因的磷酸鹽（codeine phosphate）
- 制酸劑，尤其是含鋁的制酸劑
- 三環抗鬱劑（Tricyclic antidepressants），例如，阿米替林（amitriptyline）
- 鈣離子拮抗劑，例如尼菲迪平（nifedipine）
- 鐵製劑
- 類固醇
- 過度使用緩瀉劑（laxative），藥劑對腸道的效果變得越來越差

什麼原因導致？

- 年齡
- 懷孕
- 低纖飲食
- 脫水
- 缺乏運動
- 骨盆肌肉不夠強健
- 腸躁症
- 疝氣
- 藥物治療，尤其是鴉片類止痛藥
- 甲狀腺功能低下
- 腹部腫瘤，例如，巨大的卵巢囊腫、子宮肌瘤
- 腸阻塞

有幫助的食物

纖維有助於食物的消化與吸收，促進健康的菌相平衡，並且提供重要的膨潤作用來刺激腸蠕動，產生波浪狀的肌肉運動來運送腸道內的消化食物，因此，確保你能從飲食中獲得足量的纖維十分重要。

纖維來源

慢慢增加纖維的攝取，才不會因為初步的纖維過量就造成腸胃氣脹與脹氣。最好選擇全麥黑麵包而不是白麵包，或者選擇糙米、全麥義大利麵、全穀物麥片、燕麥、全黑麥、蕎麥、小米與不加糖的全穀物早餐麥片，例如，什錦水果麥片或麥片粥。

便祕檢查表

- 規律運動，例如，健走、游泳或騎腳踏車，可以強健腹部肌肉，促進腸道活動。
- 在腹部熱敷與冰敷後，接著作芳療按摩，使用薑油、檸檬油、柑橘油、柳橙油、葡萄柚油或橙花油這些稀釋過的精油，以順時針的方向緩緩按摩腹部，從左下方開始按摩，如果你喜歡，也可以混合 3 ～ 4 種精油。
- 塞甘油栓劑來舒緩排便，減少解便過度用力的問題。當腸道在排便時打開，把身體上半身前傾超過臀部，這樣也能減少過度用力。
- 使用「方便」腳踏座（squatty potty），這能在你如廁時墊高雙腳，使你達到理想的排便姿勢。
- 假如便祕持續超過五天，或因便祕產生腹部疼痛、嘔吐或便中帶有血或黏液，應該就醫治療。

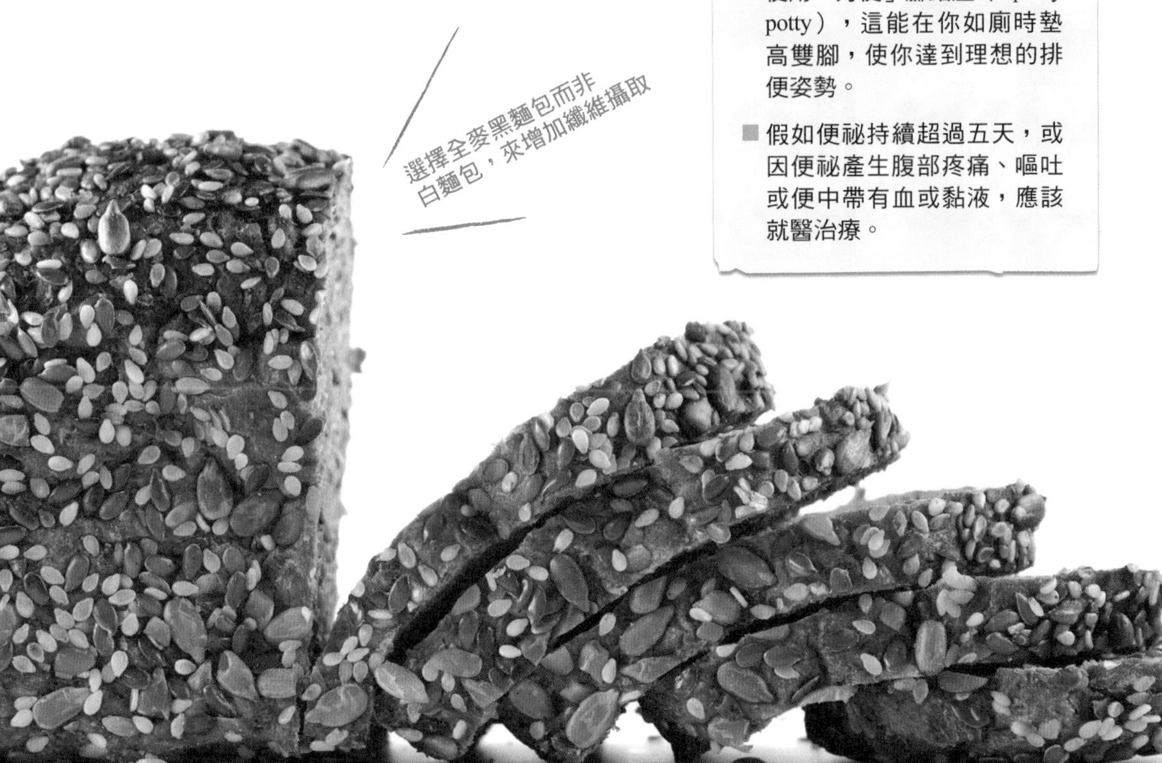

選擇全麥黑麵包而非白麵包，來增加纖維攝取

你知道嗎？

腸道細菌會適應你所攝取的各種纖維，假如你正在服用纖維的營養補充品，大約每個月都要更換種類，以免細菌酶因為適應了纖維種類而太快將纖維分解。

此外，還有：

- 多吃堅果、無花果、蜜棗、杏桃、梅子、豌豆、豆子、沙拉與其他新鮮蔬果，也可以試著把 5 ～ 6 顆梅子泡在水或冷茶裡一整晚，隔天吃早餐時用來搭配機能優格。
- 把種子加進沙拉和優格當中，像是葵花籽、南瓜籽、葫蘆巴、茴香籽與亞麻籽，藉此來增加額外的粗纖維。
- 喝大量的液體，良好的液體攝取極為重要，你可以試試鮮搾果汁（如芒果汁與蘋果汁）、胡蘿蔔汁與水。益生菌飲品與機能優格能確保消化細菌叢維持在健康平衡的狀態。

有用的營養補充品

- 麩質、洋車前子（psyllium）、卵葉車前草果殼（ispaghula）和胖大海（sterculia）這些天然的增積劑（bulking agents），與大量的水一起服用後，有助於增加排便頻率。
- 鎂的營養補充品，不管是錠劑還是溶在溫水裡的瀉鹽（Epsom salts），都是一種有效的緩瀉劑，晚上服用能在隔日早上獲得效果。
- 初榨橄欖油、紅花籽油、堅果油或芝麻油這類冷壓油（cold pressed oils）可能有助於改善便祕，晚上可以服用 1 ～ 2 湯匙。
- 糖蜜是一種有效且無害的緩瀉劑，每天可以服用 1 ～ 2 茶匙。
- 乳酸桿菌和比菲德氏菌這些益生菌的營養補充品會有助於維持理想的腸道功能。
- 費拉蘆薈汁對腸道具有不錯的淨化與安撫作用，但懷孕與哺乳期間請勿飲用。

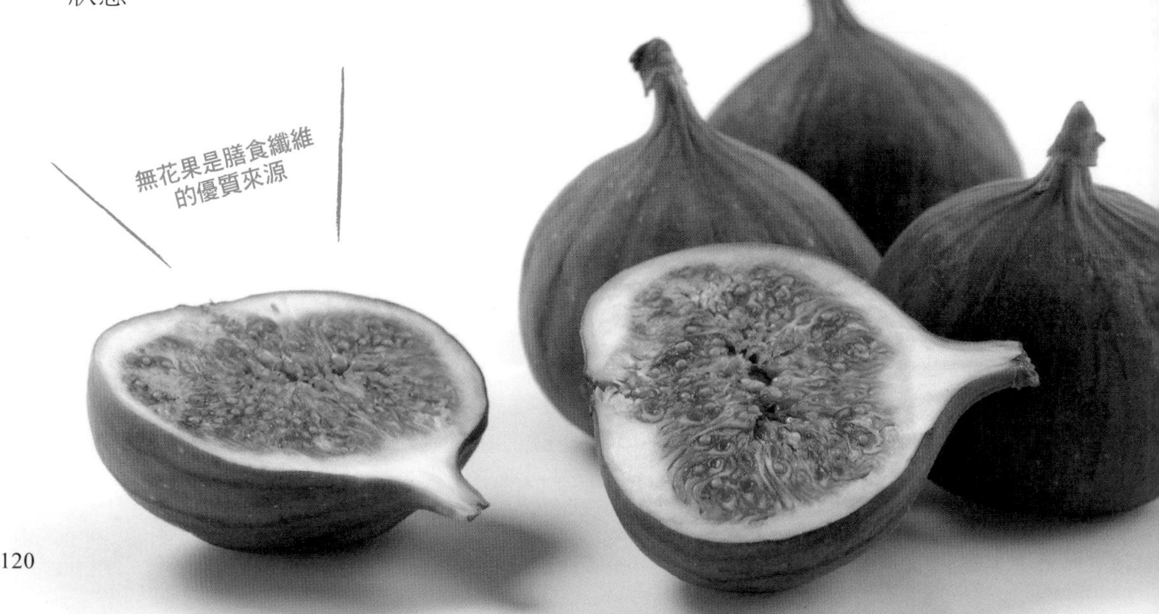

無花果是膳食纖維的優質來源

該避免的食物

- 避免食用加工過的「精緻版」麵粉、麵包、義大利麵與米食，因為這些食物中的有益纖維都已經被去除。

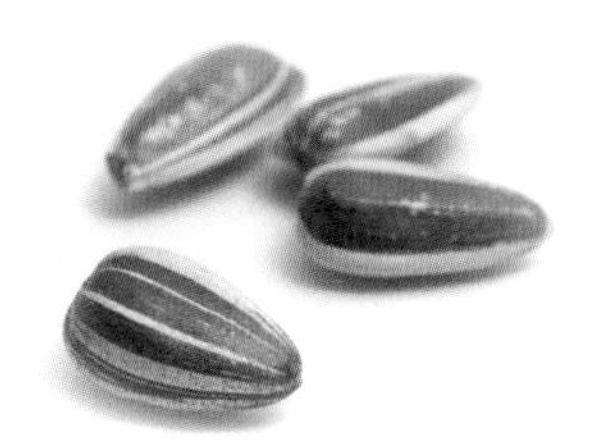

你知道嗎？

便祕與「水質改變」有關的說法可能有些道理，假如你來自硬水區，水中溶有高濃度的鈣與鎂，那麼等你到了軟水區，可能就會適應較差，因為你從水中攝取肌肉收縮所需的礦物質可能已經減少了。

Recipe

燕麥香蕉蜜棗餅乾 （12 人份）

材料

125 公克的大燕麥片
125 公克的切碎蜜棗或切碎的無花果、杏桃、葡萄乾、蘇坦娜葡萄乾
75 公克的椰絲
50 公克的杏仁粉
40 公克的綜合碎堅果仁
半茶匙的鹽
1 茶匙的肉桂粉
半茶匙的眾香子（allspice）
3 大根成熟香蕉，壓成泥
60 毫升的大麻籽油或油菜籽油
1 茶匙的香草精

做法

- 烤箱預熱至 175℃／瓦斯爐刻度 4，然後在烤盤上排好烘焙紙。
- 把所有乾的食材（包括果乾）倒在一起並混勻，並確定水果沒有黏在一塊。
- 拿另一個碗，把香蕉泥、油與香草精和在一起，再把乾料加進去攪拌到均勻。
- 把餅乾壓模放上烤盤，再依照你想要的餅乾厚度把混料擠進滿滿一湯匙的分量，拿起壓模不斷重複這個步驟，最後烤 20 分鐘，等餅乾邊緣烤到金黃焦脆後，讓餅乾在烤盤上靜置稍微降溫，再移到冷卻架。

食物過敏與不耐症

Food allergy & intolerance

官方數據顯示，有 2% 的成人與高達 8% 的兒童，都患有可能危及生命安全的典型食物過敏，另外還有多達三分之一的人為食物不耐症所苦。找出誘發食物為何是預防出現症狀的關鍵。

什麼原因導致？

- 家族史
- 提早斷奶
- 環境因子
- 抗生素
- 可能是現代環境的過度清潔，減少了腸道蠕蟲與細菌的抗原抗體反應（immune-priming）

會誘發典型過敏反應的食物，都與一種稱為「免疫球蛋白 E」（IgE）的抗體有關，這種抗體會與皮膚、腸道與呼吸道內的免疫細胞相互作用，進而造成強效化學物質的釋放，例如，組織胺（histamine），在某些人身上這會引起嚴重危及生命的過敏反應（anaphylactic reaction），以及血壓下降、氣道狹窄、臉部或舌頭腫脹和潰爛。這些症狀往往發作得很快，通常在接觸後的幾分鐘內就會發生。

但食物不耐症則剛好相反，相關症狀通常都是延後發生，會在吃下肇禍食物好幾個小時後，甚至是好幾天後才會出現。對食物產生延遲的免疫反應被認為是由涉及其他類別抗體（像是免疫球蛋白 G）、免疫複合體（immune-complexes）以及免疫細胞反應異常的免疫機制所引起。雖然不耐症的情況沒有典型的食物過敏那麼嚴重，但症狀依舊會讓人感到極度不適，症狀從流鼻水、黏膜炎（catarrh）、疲勞到腸躁症、關節疼痛、頭痛以及氣喘、濕疹、乾癬、克隆氏症或潰瘍性結腸炎這類的發炎性疾病都包括在內。

有一些食物不耐症的定義比較完整，包括：

- 乳糖不耐症（lactose intolerance），指的是有些人因為體內的乳糖酶生產不足，無法消化牛奶裡的乳糖而引起脹氣、腹痛與腹瀉。

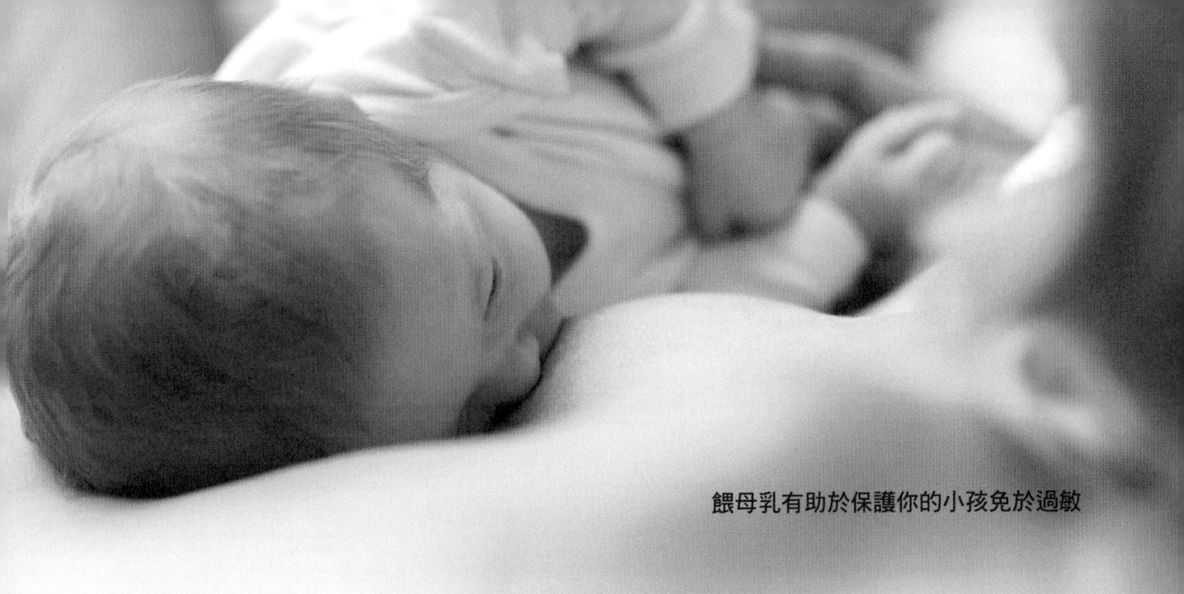
餵母乳有助於保護你的小孩免於過敏

- 麩質不耐症（gluten intolerance），指的是一種對小麥或其他穀物中的蛋白質（穀膠蛋白）產生敏感的自體免疫情況，會引起脹氣、腹痛、大便量多與體重減輕（見乳糜瀉，第 126 頁）。
- 食物過敏（food hypersensitivity），指的是在吃下某些食物後，發生大面積的搔癢疹子（蕁麻疹）以及濕疹、氣喘、嘔吐、腹痛或腹瀉的情況。有時候這是因為食物中含有自然產生的高量組織胺所造成，例如，鮪魚（鯖科魚類毒素）、草莓、發酵食品、番茄、乳酪、茄子或柑橘類水果。
- 類藥物反應（drug-like reactions），指的是某些食物中的化學物質會誘發像是氣喘或偏頭痛的症狀，例如，味精（monosodium glutamate）、亞硫酸鹽（sulphites）、水楊酸鹽（salicylates）、苯甲酸鹽（benzoates）、食用黃色四號（tartrazine）與酪胺（tyramine）。

食物過敏檢查表

- 如果你確信自己正為食物過敏所苦，請就醫診治。
- 如果你的食物過敏會可能會引起危及生命的反應，要隨時攜帶抗組織胺與腎上腺素的注射劑，例如，Anapen 品牌或 Epipen 品牌的注射筆（需與你的醫師確認），這樣才能在醫護救助抵達之前即時給予治療。
- 假如妳有小嬰兒，至少餵母乳 4～6 個月，這樣有助於保護妳的小孩免於過敏。

有一項普遍的說法認為，過度清潔與過度使用抗生素已經導致我們的輔助性 T 免疫細胞（T-helper immune cells）從抗感染反應轉移到過敏型敏感反應。

有幫助的食物

當過敏症狀在採取排除飲食法的過程中消失，然後又在重新食用可疑的食物後出現，我們大多就可以在這個時候做出食物敏感性的診斷，即使是隱藏性的過敏原也可以找出來。排除飲食法可依程度分成幾種：

- 簡單排除，排除單一食物，例如，蛋。
- 多重排除，排除數種與特定症狀有關的食物。
- 限制飲食，食用非常少的食物，例如，只吃單一肉類（像是羊肉、火雞肉與野味肉）、單一來源的碳水化合物（像是米、木薯粉）、單一水果（像是梨子、梨子汁與蔓越莓）、挑選過的蔬菜（像是奶油南瓜、胡蘿蔔、歐防風、萵苣、扁豆、馬豆），以及喝泉水、礦泉水或蒸餾水。

你知道嗎？

食物不耐症測試可以找出特定會讓免疫球蛋白 G（IgG）之抗體數量上升的食物，有助於找出你不耐受的食物，如此就不必採取耗時的排除飲食法和挑戰飲食法。

採取排除飲食後，等到症狀消失（通常需要 10 ～ 21 天），再把被排除的食物逐一加入飲食中，通常間隔三天或四天來查出是什麼食物造成復發。在這段期間內，你必須謹慎寫下食物與症狀的日誌，藉此協助找出是否有誘發症狀的特定食物，如果有出現不良反應，就該繼續排除這樣測試中的食物，等所有症狀都改善後，再等待 48 小時，才可以測試另一樣食物。

採取限制飲食法後，如果你的症狀沒有明顯改善，要恢復正常飲食，而且要盡可能廣泛食用各種食物類型，才能保護身體免於營養不良，這點十分重要。但是，如果你能找出少數引發反應的食物，通常你還是可以在不影響整體營養狀況下，排除這些食物。

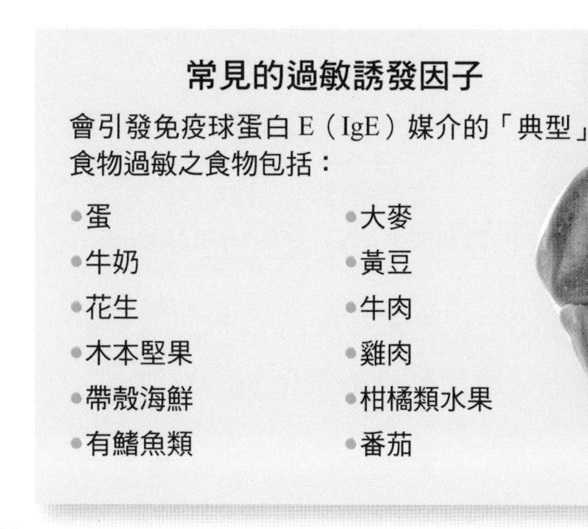

常見的過敏誘發因子

會引發免疫球蛋白 E（IgE）媒介的「典型」食物過敏之食物包括：

- 蛋
- 牛奶
- 花生
- 木本堅果
- 帶殼海鮮
- 有鰭魚類
- 大麥
- 黃豆
- 牛肉
- 雞肉
- 柑橘類水果
- 番茄

該避免的食物

任何與症狀相關的食物，只要已經被你辨別出來就要避免食用。所有的食物過敏裡有90%是由八種食物所引起，包括蛋、花生、牛奶、小麥、黃豆、木本堅果（例如，核桃、巴西堅果與腰果）、魚以及帶殼海鮮。雖然風險不高，但日益與過敏相關的食物包括奇異果、木瓜、芝麻、油菜籽、罌粟籽與洋車前子。

有用的營養補充品

- 益生菌是刺激抗體產生而非刺激過敏反應，所以能減少過敏的情況，例如，濕疹，因此至少在四歲之前益生菌似乎可以減少濕疹的發生。嬰幼兒只能在醫療指示下使用專為該年紀所設計的益生菌營養補充品，而且最好使用添加在某些嬰兒配方奶中的益生菌來刺激他們天生所擁有的益生菌生長。

Recipe

塔吉鍋羊肉洋梨（4人份）

材料

2湯匙的橄欖油
16顆小紅蔥頭，去皮
500公克的瘦羊肉，切成方塊
1茶匙的薑粉
1茶匙的肉桂粉
1茶匙的番紅花粉
現磨黑胡椒
4顆硬洋梨，不要削皮，去核，切成四等分
足夠覆蓋材料的水

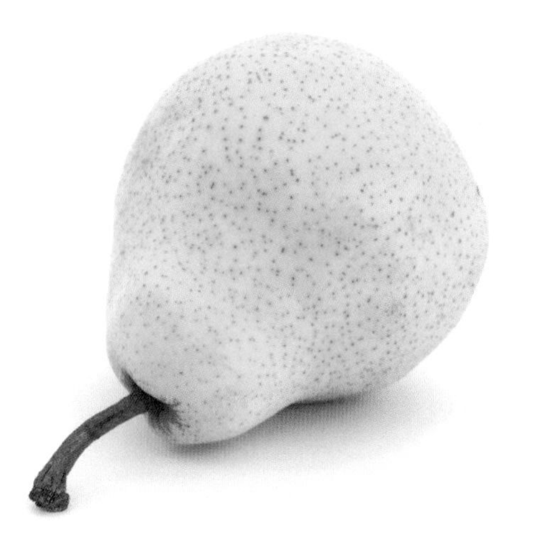

做法

- 在大平底鍋或法國砂鍋盤上熱油，然後嫩煎紅蔥頭，等到微微焦黃後，加入羊肉，翻炒到褐色。
- 加入足以覆蓋鍋中食材的水，再加入薑粉、肉桂粉與番紅花粉，然後用黑胡椒調味，慢慢熬煮1小時。
- 加入洋梨後繼續熬煮，等洋梨變軟（20～30分鐘），就可以和米飯一起端上桌。

乳糜瀉 Coeliac disease

乳糜瀉又稱為「麩質敏感性腸疾」（gluten-sensitive enteropathy），據估計，有 1% 的人罹患這種疾病，其中雖有八分之一的人清楚自己罹患乳糜瀉，卻有八分之七的人尚未確診。想要克服這個逐漸盛行的疾病，採用無麩質飲食（gluten-free diet）是唯一的方法。

乳糜瀉是一種小腸的自體免疫炎症，原因是對穀膠蛋白產生了免疫反應，穀膠蛋白是小麥裡的一種麩質蛋白，在乳糜瀉患者身上，會誘發免疫反應，製造出損傷小腸內膜的抗肌內膜抗體（anti-endomysial antibodies），造成空腸下方位置的內膜表面呈現出獨特的扁平狀，因而干擾養分吸收。乳糜瀉會導致脹氣、腸胃氣脹、腹痛、糞便量多、營養吸收不良以及體重減輕等症狀，除非把麩質自飲食中排除否則症狀不會消失。

當你食用的麩質影響到腸道以外的部位時，就屬於非乳糜瀉的麩質敏感（non-coeliac gluten sensitivity, NCGS）。我們對於非乳糜瀉的麩質敏感瞭解甚少，但是據估計，至少影響了十分之一的人口，其症狀包括疲勞、反覆發生的口腔潰瘍、皮膚紅疹、頭痛與關節疼痛。

穀物	麩質形式
小麥	穀膠蛋白（gliadin）
黑麥	黑麥醇溶蛋白（secalin）
大麥	大麥醇溶蛋白（hordein）
燕麥	燕麥穀蛋白（avenin）
玉米	玉米醇溶蛋白（zein）

什麼原因導致？

- 家族史
- 先前有過腸道感染，例如，輪狀病毒感染
- 提早斷奶
- 其他自體免疫疾病，例如，第一型糖尿病
- 潰瘍性結腸炎
- 自體免疫性甲狀腺疾病

對小麥穀膠蛋白形式的麩質敏感者，通常也會對其他穀類的麩質敏感，因為他們具有相似的胺基酸鏈。乳糜症患者通常也會對黑麥和大麥出現反應，但是卻不太會對燕麥裡的麩質產生反應，而玉米通常不會引起問題。

你知道嗎？

麩質是讓做麵包的麵糰具有彈性的蛋白質。

有幫助的食物

如果醫生已經經由血液測試確認為乳糜瀉，終生都要採取嚴格的無麩質飲食或無穀膠蛋白飲食，才能消除腸道內膜裡的發炎變化，讓你的腸道恢復正常功能。無麩質飲食可以廣泛吃很多種類的營養食物，包括：

- 蔬果與沙拉
- 豆子、豌豆、扁豆
- 堅果與種子
- 未經加工的肉、家禽肉或動物內臟
- 沒加醬汁的原味魚肉
- 蛋、乳酪、牛奶、優格（除了什錦麥片優格）
- 米、木薯粉（Tapioca）、西谷米（sago）、葛鬱金、蕎麥（儘管名字有「麥」，但其實與小麥無關）、小米、大麻籽、苔麩（teff）與莧菜（見下段文字）、玉米與玉米粉
- 不含麩質的麵包、黑麥薄脆餅乾、酥餅、蛋糕、早餐麥片與義大利麵
- 不含麩質的麵粉、黃豆粉、馬鈴薯粉、豌豆粉、米粉、雞豆粉
- 糖、果醬、橘子醬、蜂蜜、果凍

乳糜瀉檢查表

- 如果你覺得自己可能對麩質過敏，到醫院做血液檢查，確認一下自己到底有沒有受到影響。
- 終生維持嚴格的無麩質飲食。
- 仔細檢查食品標示，找找看是否有隱藏的麩質。
- 假如你對任何藥方的內容有疑慮，可以找藥劑師了解一下。藥物有時會添加小麥粉，但都合乎製藥品質，所以被視為不含麩質。
- 就算採用無麩質飲食，腸道或皮膚的症狀還是不減，就要使用標示不含麩質的化妝品，雖然麩質不會透過皮膚吸收，但使用唇膏或粉底霜時可能會吃進一些。

試著改用無麩質的麵粉、黃豆粉或馬鈴薯粉……

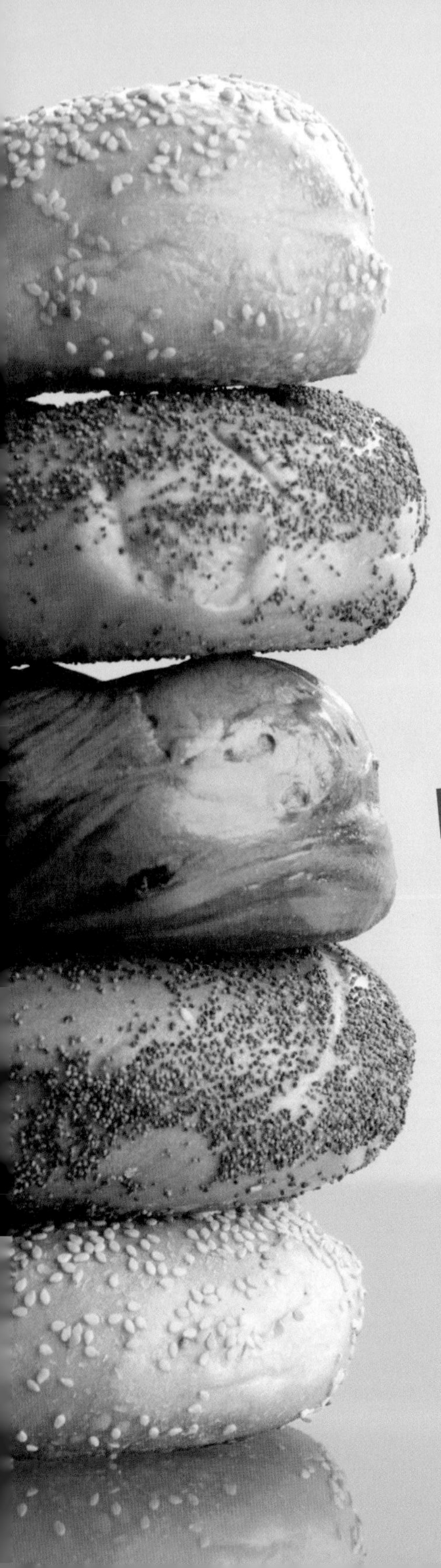

- 香草、辛香料、芥末、醋、鹽、胡椒
- 牛奶、鮮奶油、奶油、人造奶油與油品
- 茶、咖啡、果汁
- 葡萄酒、無大麥啤酒、烈酒

苔麩是古老的無麩質穀物，有棕色和白色的品種，兩種都是全穀物，因為核心太小而不易研磨，所以苔麩比任何其他穀物提供更多富含纖維的麩穀與營養胚芽，而且還含有高礦物質成分，包括比小麥和大麥高出十七倍的鈣質。苔麩麵粉能煮成粥，也能替代小麥粉來做麵包、鬆餅、瑪芬、義大利麵與蛋糕，或做成「苔麩玉米糊」。莧菜是另一種高營養的無麩質穀物，能被用於各式料理與烘焙。

該避免的食物

避免任何標示含有小麥、麩質或穀膠蛋白的食物，小麥經常被添加在一些產品裡，像是湯品、高湯塊與點心拼盤。避開含有麵粉類澱粉、小麥粉、小麥澱粉、食物澱粉、食用性澱粉、修飾澱粉（modified starch）、糊化澱粉（gelatinized starch）、蔬菜澱粉、穀類填料（cereal fi ller）、穀粉黏結劑（cereal binder）、穀物蛋白、麥芽、黑麥、水解蔬菜蛋白、卡姆小麥（Kamut）、天然調味劑、醬油、橡膠、黑小麥（triticale）、斯卑爾脫小麥（spelt）、脆硬麵包（rusk）或大麥的食物，**除非有宣稱說它們不含麩質**。小麥可以經由加工來洗去麵粉中的麩質，讓它變成不含麩質。

你知道嗎？

除了穀膠蛋白之外，不耐小麥中的其他蛋白質也會引起類似腸躁症的症狀，但這種不會被歸類為乳糜瀉，因為不會產生抗肌內膜抗體。

有用的營養補充品

- 綜合維他命與礦物質能保護身體免於營養不良，但要檢查是否不含麩質。
- 費拉蘆薈凝膠對腸道有舒緩作用，選擇宣稱不含蘆薈素（aloin）的產品來避免產生緩瀉劑的作用，懷孕或哺乳時要避免使用。

Recipe

胡蘿蔔與紅扁豆暖湯（4 人份）

材料

600 公克的胡蘿蔔，去皮刨成絲
1 顆洋蔥，切碎
1 茶匙的小茴香粉
1 茶匙的薑黃粉
一小塊薑，去皮刨成絲
140 公克裂開的紅扁豆，水洗過
1 公升的自製蔬菜高湯或水

裝飾用配菜：

活菌機能優格
新鮮荷蘭芹，切碎

做法

- 把所有食材放進平底深鍋裡，煮到湯滾，蓋上鍋蓋，慢慢燜煮 20 分鐘，等胡蘿蔔與扁豆變軟。
- 把湯品倒入食物調理機快速攪拌，並調味試試味道。端上桌前可以淋上活菌機能優格並灑上一些荷蘭芹。

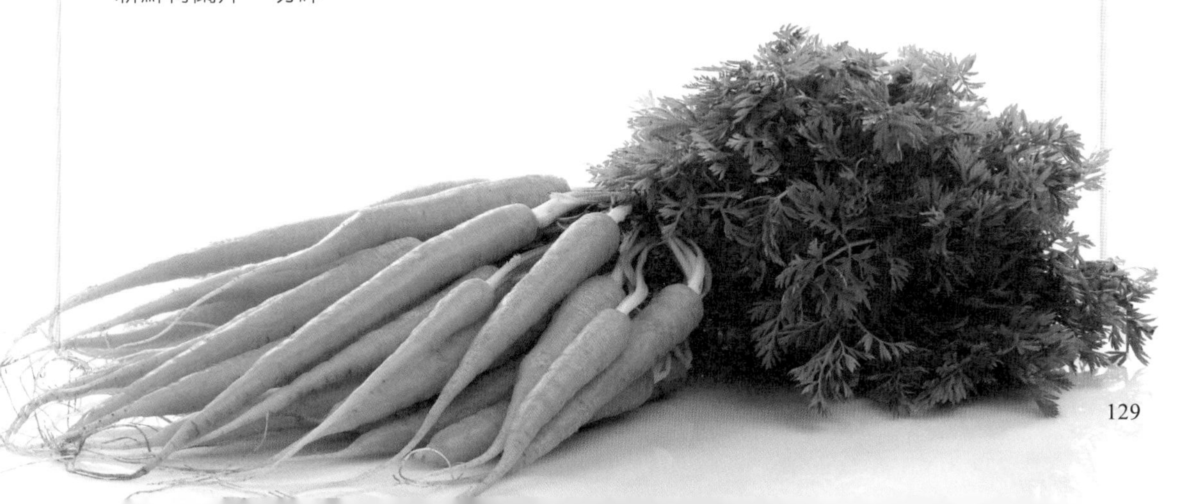

腸躁症

Irritable bowel syndrome

腸躁症是腸道最常發生的問題，我們當中至少有三分之一的人在人生的某個時候得過腸躁症，而且男女都一樣容易得，只是男性比較少因此而去看醫生。調整你的飲食可以減緩症狀。

腸躁症是腸道的機能問題，因為腸壁肌肉收縮而導致間歇性疼痛、脹氣（有膨大或無膨大）、腹瀉和／或便祕。診斷腸躁症時必須根據一定的標準，包括一定要有反覆發生的腹痛，或者在發生的前三個月中，每個月至少都有三天感到不適，而且至少在六個月前就開始有症狀，並且符合以下至少兩項：

- 排便後感覺有所改善
- 症狀展開與排變頻率的改變有關
- 症狀展開與糞便的形狀（外觀）改變有關

腸躁症可能發生在任何年紀的任何人身上，但症狀最常始於 30 ～ 40 歲，而且最近的研究指出，比起年輕的群體，有更多人是在 45 ～ 65 歲之間罹患腸躁症。

什麼原因導致？

- 家族史
- 胃腸炎
- 近期有使用抗生素
- 腸道活動力的改變
- 腸道壁的敏感性增加
- 壓力
- 有益的益生消化細菌數太少

有幫助的食物

- 選擇盡可能未經加工的全天然食物。
- 多吃纖維，纖維對於改善腹瀉（經由吸收液體）與便祕（經由提供膨潤作用）來說都很重要。慢慢增加你的纖維攝取，並飲用大量液體，可以試試麩穀、無花果、杏桃、梅子、豌豆或豆子，但是，如果這些食物會（為某些人）帶來症狀，可以試試香蕉、莓果與燕麥，因為人們對這些的耐受度通常比較好。

- 增加沒有經過精緻化的複合式碳水化合物攝取，如果你的症狀不會因為小麥而惡化，可以食用全穀物麵包、全麥義大利麵、糙米，以及不加糖的全穀物早餐麥片，例如，什錦麥片或麥片粥。可以替代小麥的食物包括蕎麥（雖然名字裡有「麥」，但它其實是不含麩質的蓼科植物成員）、大麻籽、糙米、紅米（產地為法國卡馬爾格或不丹）、野米（一種草籽）、玉米、黃豆、莧菜與苔麩（參閱乳糜瀉，第126頁）、藜麥、雞豆粉、小米與木薯粉。
- 隨意吃點香草，許多香草和辛香料都能舒緩腸道痙攣並減少腸胃氣脹，例如，八角、洋甘菊、檸檬香蜂草（lemon balm）、丁香、蒔蘿、茴香、黑胡椒、馬鬱蘭、荷蘭芹、薄荷、迷迭香與綠薄荷（spearmint）。把它們用於料理或作為新鮮的盛盤裝飾（新鮮的比乾燥好），或泡成舒緩的香草茶享用。
- 多吃魚，特別是富含油脂的魚類，因為腸躁症患者所攝取的必需脂肪酸常常太少。
- 多食用活菌機能優格來增加腸道中的益菌。

腸躁症檢查表

- 如果你覺得自己可能有腸躁症，尤其年齡又正值50歲或50歲出頭，有夜晚的症狀、直腸出血、體重減輕、精疲力盡，還在近期使用了抗生素或有腸癌的明顯家族史，要就醫尋求診治。
- 避免抽菸，腸道中的尼古丁受體會增加腸道痙攣。
- 避免顯見的壓力來源，因為壓力會促使腹瀉。
- 規律運動，因為這有助於舒緩脹氣、膨大與疼痛。
- 吃飯不要倉促，給自己足夠的時間享用，你才不會狼吞虎嚥，吞進過多的空氣。

一整天下來，飲食要分成少量多餐，可能會比一日三餐來得容易消化，可是如果你的生活型態很難做到如此，那就盡力遵循古老格言所說的：「早餐吃得像國王，午餐吃得像貴族，晚餐吃得像貧民。」

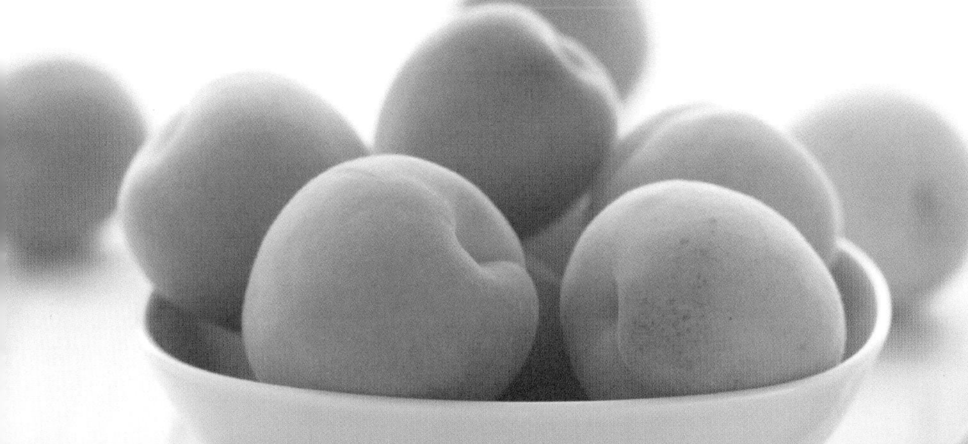

該避免的食物

許多人發現飲食中不含小麥、麩質、乳糖、酵母與人工甜味劑會有助於改善腸躁症。英國阿登布魯克（Addenbrooke）醫院的排除飲食法排除了與腸躁症症狀相關的最常見食物，如右表所示。

採取這樣的排除飲食法 2 ～ 3 週後，開始把自己特別喜愛的食物重新納入飲食當中，每 3 ～ 4 天增加一種新食物。一次一種，你可能會想要重新納入的食物包括馬鈴薯、牛奶、優格、白酒、茶、咖啡、乳酪、柑橘類水果、奶油、洋蔥、蛋、巧克力、甜玉米和小麥。如果你能好好容忍這項重新納入的新食物，就能繼續把它留在你的飲食當中，但若是症狀惡化，就必須避開那項食物，等你想要再度嘗試時再試試。如果你只要吃到某樣特定食物，症狀就會持續惡化，而且一旦不吃就會改善，你就必須考慮長期排除這樣食物。不要在沒有專業飲食建議的情況下，進行超過二週的排除飲食。

就像食物過敏（見第 122 頁）與克隆氏症（見第 138 頁）一樣，食物耐受度測試是在不需採取排除飲食法的情況下，找出造成體內免疫球蛋白 G（IgG）之抗體數量上升的特定食物，來協助找出你不耐受的食物，你可以從合格的營養師那裡獲得更多的資訊。

你能吃的食物	你該避開的食物
肉	除了米之外的所有穀物
魚	所有乳製品
除了柑橘類之外的所有水果	蛋
黃豆製品	酵母
除了馬鈴薯、甜玉米與洋蔥之外的所有蔬菜	咖啡因

有些香草有助於舒緩腸道痙攣
並減少腸胃氣脹

有用的營養補充品

- 薄荷油是腸躁症治療中最有效的療法之一，試驗顯示它比纖維藥物或鎮痙藥物更有效，平均有 75% 的腸躁症患者在服用薄荷油後能減少 50% 以上的症狀。
- 益生菌的營養補充品經常可以改善腸躁症的症狀，一項研究顯示，益生菌能改善 75% 的症狀，而且當你同時服用益生菌和藥物治療（美比非寧），還能把改善效果提高到 90%。
- 朝鮮薊（globe artichoke）的營養補充品有助於改善症狀，根據一項研究，平均十天之內腸躁症整體的症狀就能減少 71%。
- 洋車前子的纖維是一種耐受性良好的纖維營養補充品。
- 費拉蘆薈汁對腸道具有舒緩的效果，選擇宣稱不含蘆薈素的產品來避免產生緩瀉劑的作用，懷孕或哺乳時要避免使用。

Recipe

大麻籽杏桃蜜棗的一口點心（24 份）

材料

400 公克的杏桃乾，切碎
200 公克的蜜棗，切碎
160 公克的脱殼大麻籽
1 大顆檸檬的果皮屑與果汁
1 茶匙的肉豆蔻粉
1 茶匙的肉桂粉
1 茶匙的無麩質香草精

做法

- 把所有食材放入食物調理機攪拌成紮實的糊狀，再移到鋪好烘焙紙的小型烤盤或錫盤（約 20×20 公分／ 8×8 吋），向下壓實成均勻厚度。
- 覆蓋後冷藏 1 ～ 2 小時，等果乾糊變硬，切成一口大小的方塊後端上桌。

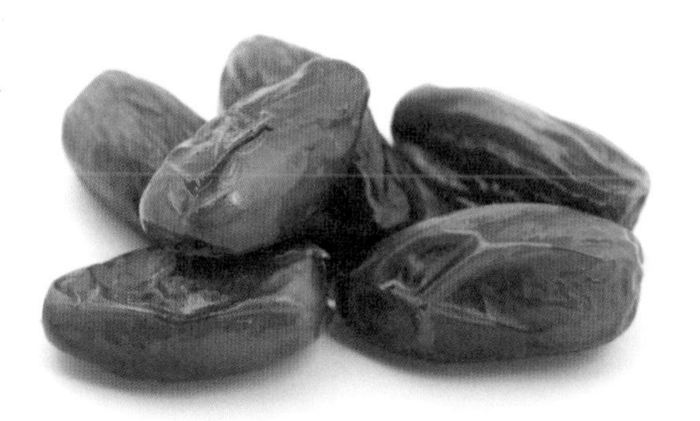

潰瘍性結腸炎

Ulcerative colitis

大約有千分之一的人罹患了這種腸道的炎性疾病，而且最常發生在 20 ～ 40 歲之間的年齡層，每五個患者裡就有一人是女性。含有亞硫酸鹽的食物似乎是常見的誘發因子，可能會使症狀惡化。

潰瘍性結腸炎與結腸的黏膜（大腸）發炎和潰瘍有關，主要症狀是腹瀉帶血，而且還可能帶有膿與黏液。在病症嚴重時，更會發燒、腹痛，感到極度不適，往往每幾個月就會發作一次，雖然有些人不太有症狀，但有些人則是不斷出現症狀。

研究人員將潰瘍性結腸炎患者所攝取的飲食，與腸道內膜的外觀加以對照比較，藉此鎖定最有可能造成症狀活躍的膳食成分，如右頁表格所示。

什麼原因導致？

- 家族史
- 腸道內不正常的發酵
- 可能是腸道的血液供應不良
- 不正常的免疫反應

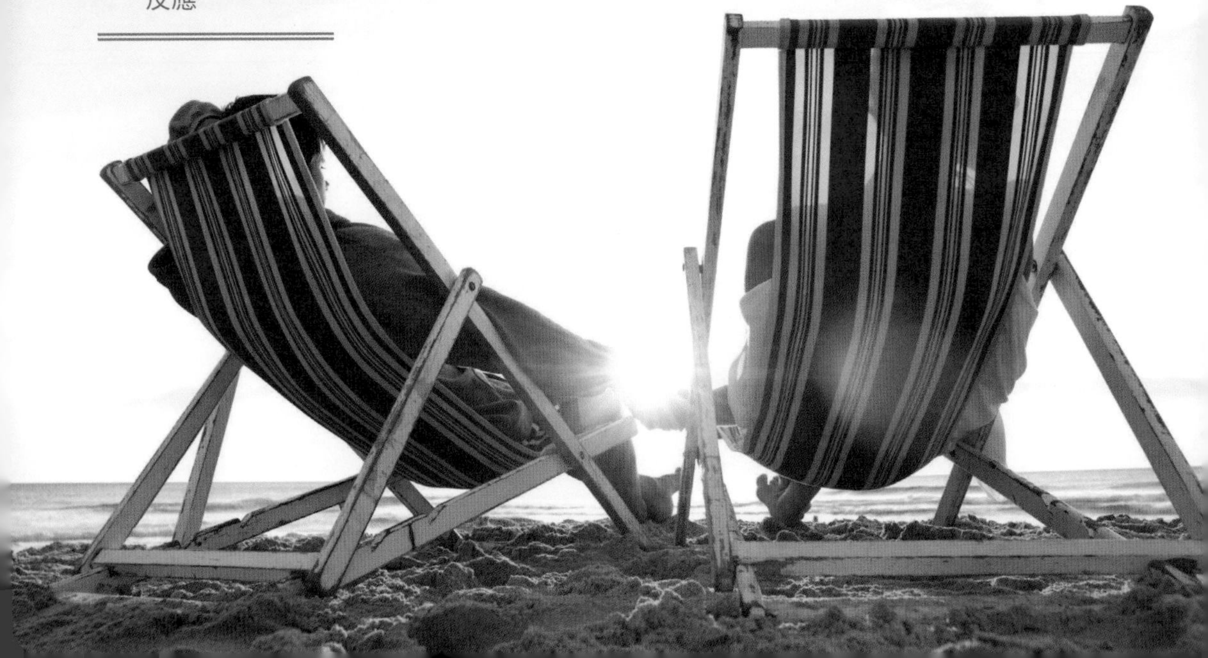

與活躍的潰瘍性結腸炎有關之食物	與潰瘍性結腸炎無關的食物
漢堡、香腸與其他保存肉品（除了有機又無亞硫酸鹽的產品之外）	豬肉、培根
啤酒（除了不含亞硫酸鹽的德國啤酒之外）、窖藏啤酒	牛肉、牛肉產品
紅葡萄酒與白葡萄酒	魚
含亞硫酸鹽的非酒精飲料，例如，濃縮還原的果汁飲料	生蘋果、洋梨、香蕉、柑橘類水果、香瓜
咖啡（除了不含咖啡因的品牌之外）	牛奶、優格、乳酪
（亞硫酸化）明蝦、挪威龍蝦、帶殼海鮮	（手工自製，非罐裝或泡粉的）湯
（亞硫酸化）乾燥蔬果	早餐麥片
加工過的水果派與水果蛋糕	萵苣、番茄、馬鈴薯、豌豆、豆子
含亞硫酸鹽的食物（見下頁的亞硫酸鹽添加物列表）	
富含硫磺的藻類紅藻膠（一種萃取自愛爾蘭紅藻的膠凝劑／增稠劑，歐盟的 E 編碼系統（E-number）標示為 E407）	

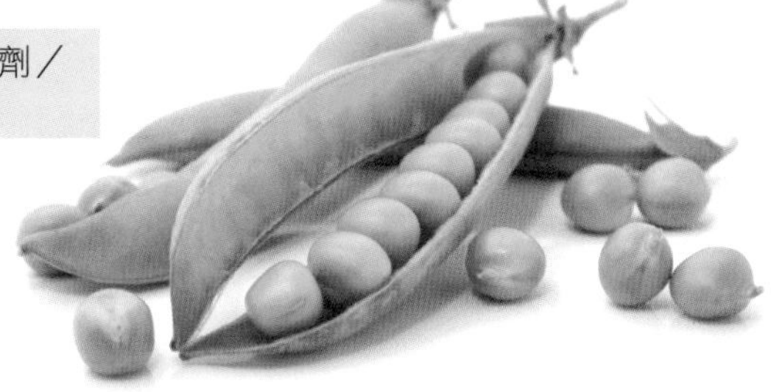

有幫助的食物

有一些比菲德氏乳酸益生菌(Bifidophilus probiotic bacteria) 的種類——比菲德氏菌（Bifidobacterium）與嗜酸乳桿菌（Acidophilus）——已被證實有益於預防潰瘍性結腸炎的復發與維持症狀的緩解。這些益生菌可以從機能優格中取得，並製造一種提供腸道內膜細胞（結腸細胞）能量的短鏈脂肪酸—丁酸鹽（butyrate），丁酸鹽的代謝異常被認為是可能造成潰瘍性結腸炎的原因，而益生菌則有助於維持丁酸鹽值的平衡，因此增加活菌機能優格（或益生菌飲品）的攝取會有所幫助。

丁酸鹽的值在硫化物的作用下會減少，而這也是為何富含硫磺的食物可能使潰瘍性結腸炎症狀惡化的原因。

潰瘍性結腸炎檢查表

- 享受適度的日照來製造維他命 D，但沒有防晒不要超過 15 分鐘，以免晒傷，還可以服用維他命 D 的營養補充品。
- 如果採用限制飲食法，例如，無麩質飲食，請諮詢營養專家或臨床營養師的指導，來確保你的所有營養需求都能得到滿足。
- 避免壓力，經歷壓力很大的生活事件或持續性的（慢性）壓力，潰瘍性結腸炎患者的症狀會比沒壓力的人來得容易復發。

該避免的食物

沒有一種食物可以在所有患者身上持續引發症狀（雖然避開第 135 頁表格上列出的所有可能肇禍食物會是個好主意，也有可能實行），因此找出並避開會引發自身症狀的食物很重要。有些人發現自己對乳製品與小麥產品敏感，於是採用無麩質飲食後就會有幫助，其他人則是因為大量攝取紅肉與加工肉品、蛋白質與酒精而較常復發。

含有亞硫酸鹽（作為防腐劑添加）或咖啡因的食物，似乎是特別重要的誘發因子。有些硫化物已經證實會損害腸道內膜，產生類似於潰瘍性結腸炎的改變，例如硫化氫（hydrogen sulphide）。雖然腸道通常有能力除去這些含硫物質的毒性，但在罹患潰瘍性結腸炎時能力就會減弱，所以腸道會偵測到的高於一般狀況的硫化物數值。

編號 E220 ～ E229 的食品添加物要避開，因為這些編號是為亞硫酸鹽所留：

- E220 二氧化硫（sulphur dioxide）
- E221 亞硫酸鈉（sodium sulphite）
- E222 亞硫酸氫鈉（sodium bisulphite / sodium hydrogen sulphite）

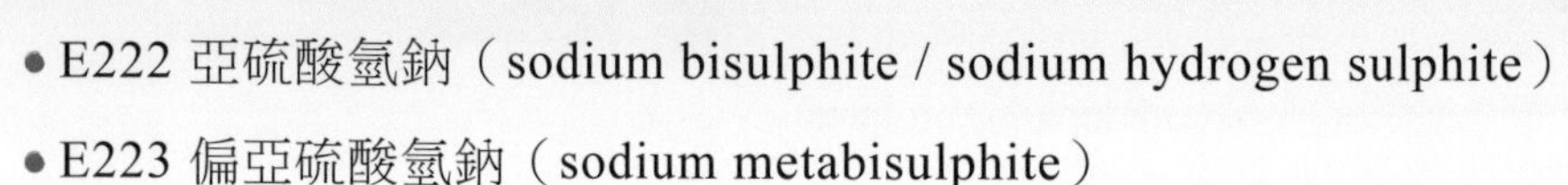

- E223 偏亞硫酸氫鈉（sodium metabisulphite）
- E224 焦亞硫酸鉀（potassium metabisulphite）
- E225 亞硫酸鉀（potassium sulphite）
- E226 亞硫酸鈣（calcium sulphite）
- E227 亞硫酸氫鈣（calcium hydrogen sulphite）
- E228 亞硫酸氫鉀（potassium hydrogen sulphite）

注意 標籤上的 Sulphur / sulphites 也可能拼成 Sulfur / sulfites。

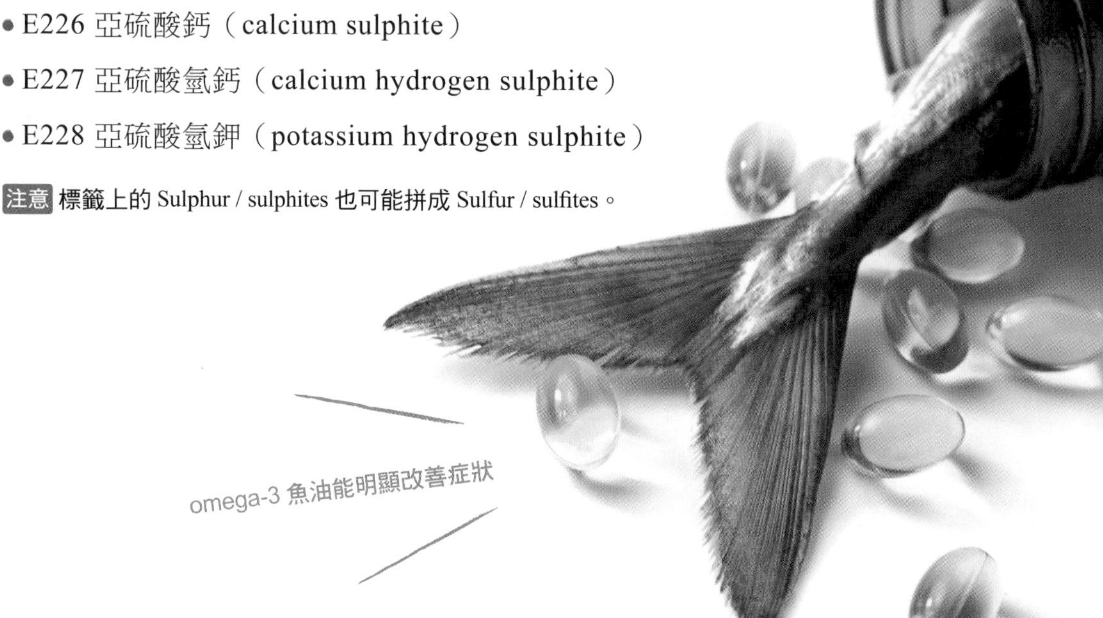

有用的營養補充品

- 綜合維他命與礦物質能保護身體免於營養不良，潰瘍性結腸炎患者體內的 B_2 核黃素（riboflavin）、葉酸、β - 胡蘿蔔素、維他命 B_{12}、鈣、磷、鎂、硒、鋅以及維他命 D 的量通常較低。
- 麩穀與洋車前籽的抗性纖維（Resistant fibre），有助於加速腸道內的有益益生菌生長。
- 每天攝取相當於 3.2 公克 EPA 與 2.4 公克 DHA 的 omega-3 魚油，能明顯改善症狀。
- 費拉蘆薈凝膠含有一種多醣類的蘆薈多醣（acemannan），能加速傷口癒合，懷孕或哺乳時要避免使用。
- 乳香（frankincense）含有消炎的乳香酸（boswellic acids），印度的研究顯示，乳香在阿育吠陀療法（Ayurvedic treatment）中被用於治療潰瘍性結腸炎，能產生 70 ～ 82% 的緩解率。
- 葫蘆巴是一種香草，在阿育吠陀的藥物裡也被用來治療潰瘍性結腸炎。
- 每天三次，每次 1 公克的 N- 乙醯葡萄醣胺（N-acetyl glucosamine），已被證實能對發炎性腸道疾病產生顯著的改善效果，避免服用硫酸鹽葡萄糖胺（glucosamine sulphate），因為那是一種硫的來源。
- 根據一項攝取小麥草汁超過四週的試驗結果，小麥草可能有益於潰瘍性結腸炎。
- 傳統上，南非鉤麻的萃取物會用來治療潰瘍性結腸炎。

Recipe

烤鱈魚佐番茄橙汁莎莎醬（4 人份）

材料

4 片鱈魚排，每片 150 公克
500 公克的小番茄，對半切
1 大顆柳橙的果皮屑與果汁
2 株青蔥，切段
1 湯匙切碎的新鮮羅勒
現磨黑胡椒

做法

- 烤箱預熱至 190℃／瓦斯爐刻度 5。
- 鱈魚排放在淺烤盤上，然後把剩下的食材集中混勻，灑在鱈魚排上。
- 送入烤箱烤 10 分鐘，或等魚肉剛好熟透。

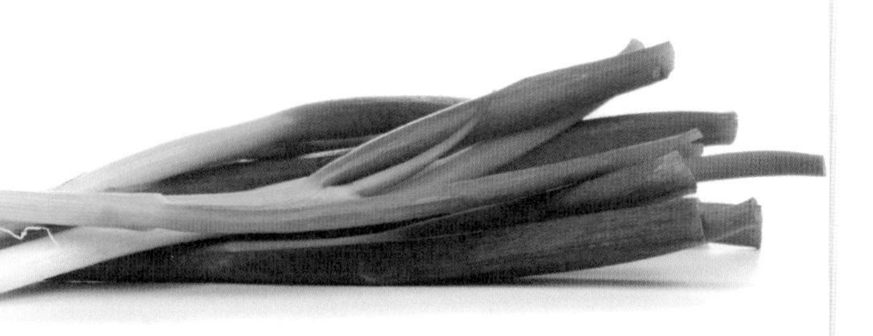

克隆氏症
Crohn's disease

克隆氏症是腸道長期發炎的情況，症狀通常發生在15～30歲之間，或是在過了60歲之後，但也可能在任何時間出現。採取特別制定的飲食法也許會有助於管理症狀。

克隆氏症跟腸壁的局部增厚、龜裂與潰瘍有關，最常發生的部位是在小腸尾端（迴腸末端），但是消化道從口腔到肛門的任何部位也都可能會發生。症狀從輕微到嚴重都有，包括腹痛、發燒、腹瀉（可能帶血）、失去胃口、嗜睡、感到不適與體重減輕。貧血可能是因為營養吸收不良以及發炎的腸道長期失血所引起，身體的其他部位也可能發炎，包括眼睛、某些關節、脊椎（僵直性脊椎炎）與皮膚，會產生類似濕疹的疹子。

症狀通常會時有時無，而且會持續很多年，但會慢慢改善。克隆氏症包含異常的免疫反應，可能是針對飲食中的成分，或者是至今不明的細菌、病毒或寄生蟲感染，總之克隆氏症本身並不具有傳染力。

什麼原因導致？

- 家族史
- 不明的感染
- 異常的免疫反應
- 壓力
- 抽菸

不允許食用的食物	允許食用的食物
豬肉	其他瘦肉與家禽肉
魚肉裹麵糊或油炸或配番茄醬	所有其他魚類與帶殼海鮮
奶（牛、山羊、綿羊）與乳製品	黃豆產品
小麥、黑麥、大麥、小米、蕎麥、玉米、燕麥	米、米餅、米漿與米糊
酵母	木薯粉、西谷米
豆類、洋蔥、番茄、甜玉米	所有其他蔬菜，包括馬鈴薯（不含皮）
柑橘類水果、蘋果、香蕉、水果乾	所有其他水果（不含果皮）
蔬菜、玉米、堅果油	糖、蜂蜜、果醬
堅果與種子	水果與花草茶
茶、咖啡、酒精、果汁飲料、可樂	水

有幫助的食物

低纖、限脂和排除的 LOFFLEX（low-fibre, fat-limited exclusion）飲食法是專為克隆氏症所設計的飲食方式，包括了那些經由腸道專家確認出來最不易加重症狀的食物（見下表）。LOFFLEX 飲食法把每日的脂肪攝取量限制在 50 公克左右，而纖維則是 10 公克，而且還排除了與疾病復發有關的食物。一項研究發現，採取 LOFFLEX 飲食法的患者，有超過一半在經過兩年後仍然沒有症狀復發。

實行 LOFFLEX 飲食法兩週後，新的「測試」食物會被重新納入，一次一種，每四天一次，只要你沒有症狀產生就一直持續下去。小麥產品必須測試七天，因為把這種穀物重新納入飲食當中後，其症狀開始出現的時間通常都會延遲。

假如有一項測試的食物引起了副作用，就要繼續避開該項食物，等所有症狀都改善後，才繼續測試下一項食物。假如四天後你測試的食物都沒引起反應，就可以開始測試下一項新食物。新食物請依下列的次序重新納入：豬肉、燕麥、茶、黑麥、蛋、洋蔥、咖啡、酵母、香蕉、蘋果、奶、奶油／人造奶油、白酒、豌豆、巧

克隆氏症檢查表

- 持續寫下飲食與症狀的日誌，來幫忙找出你需要長期避開的食物。
- 用餐不要狼吞虎嚥，花點時間好好咀嚼。
- 喝大量的液體。
- 不要抽菸，抽菸對克隆氏症有反效果，會使症狀發作更頻繁而且更嚴重。
- 練習放鬆技巧，例如，冥想和瑜珈，因壓力會促使症狀急性發作。
- 試試針灸，中國傳統的針灸已被證實對輕度到中等嚴重程度的克隆氏症有幫助。

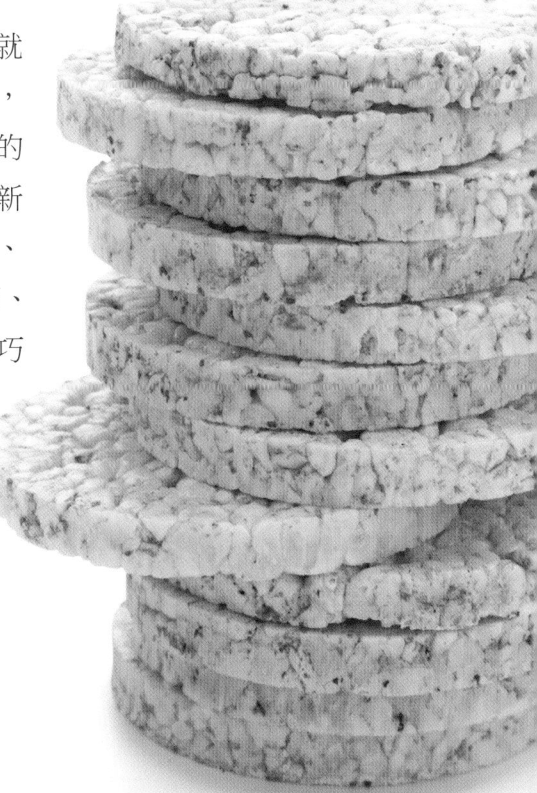

LOFFLEX 飲食法還是可以享用米餅

有用的營養補充品

- 綜合維他命與礦物質的營養補充品，因克隆氏症與營養失調有關。
- 益生菌的營養補充品常有助於促進腸道細菌達到健康的平衡，有一些比菲德氏乳酸菌種——比菲德氏菌與嗜酸乳桿菌——已證實能夠防止克隆氏症復發，並有助於維持症狀的緩解。
- 根據一些研究，omega-3 魚油能減少腸道發炎，預防克隆氏症急性發作。
- 葡萄糖胺的營養補充品，已經證實能在服用六週後讓一些病患獲得舒解。
- 乳香是一種含有乳香酸的樹脂，具有消炎作用，一項長達八週的試驗發現，相同劑量的齒葉乳香（Boswellia serrata）萃取物與美撒拉金（mesalazine）藥物能降低克隆氏症的活度指數（Activity Index）。
- 萃取自鳳梨樹的鳳梨蛋白酶，已經被證實能在克隆氏症患者身上，減少結腸細胞中製造的發炎細胞激素（inflammatory cytokines）。
- 萃取自辛香料薑黃的抗氧化劑薑黃素，具有消炎的作用，已知對克隆氏症患者有益。
- 南非鉤麻的萃取物含有鎮痛物質，通常用來治療發炎性腸道疾病。
- 費拉蘆薈汁能舒緩並清潔腸道，選用宣稱不含蘆薈素的產品，來避免產生緩瀉劑的作用，懷孕或哺乳時要避免使用。

克力、番茄、乳酪、玉米、柑橘類水果、小麥麵包、優格、堅果與甜玉米。

如果你吃很多種允許食用的食物，而且在 2 ～ 4 週內開始重新納入新的「測試」食物，LOFFLEX 飲食法還是能讓你達到營養均衡。但如果你發現自己有許多食物必須避開，因為它們會使症狀惡化，則你要尋求進一步的飲食建議。而且一如往常，最好在臨床營養師的指導下做任何顯著的飲食改變，以保護身體免於營養不良。

你知道嗎？

你如果避開乳製品，你可以（也應該）從高鈣豆漿與綠色蔬菜中獲取鈣質，例如，羽衣甘藍、菠菜與綠花椰菜。

費拉蘆薈汁能舒緩並清潔腸道

該避免的食物

避免任何會使你產生症狀的食物（沒有單一種食物能持續引發所有病患產生症狀），增加 LOFFLEX 表格所列出的食物。

與食物過敏（見第 122 頁）及腸躁症（見第 130 頁）一樣，食物不耐症測試是透過特定食物造成的免疫球蛋白 G（IgG）抗體量上升，有助於找出你不耐受的食物種類，而不必接受耗時的排除飲食法。跟合格的營養師討論可以了解更多。

警告

LOFFLEX 飲食法只能在臨床營養師或營養專家的指導下進行，而且飲食中全面限制的部分不能實行超過四週。

Recipe

龍蝦芒果酪梨沙拉（4 人份）

材料

袋裝的嫩波菜葉，洗淨
1 隻龍蝦的肉，煮熟切塊
1 顆新鮮的成熟芒果，切塊
1 顆新鮮的成熟酪梨，切塊
1 湯匙新鮮的碎薄荷葉
1 茶匙的薑黃粉

做法

- 把菠菜葉鋪在四個盤子上，再把剩下的食材混合在調理碗中，然後分裝在波菜葉上即可上桌。

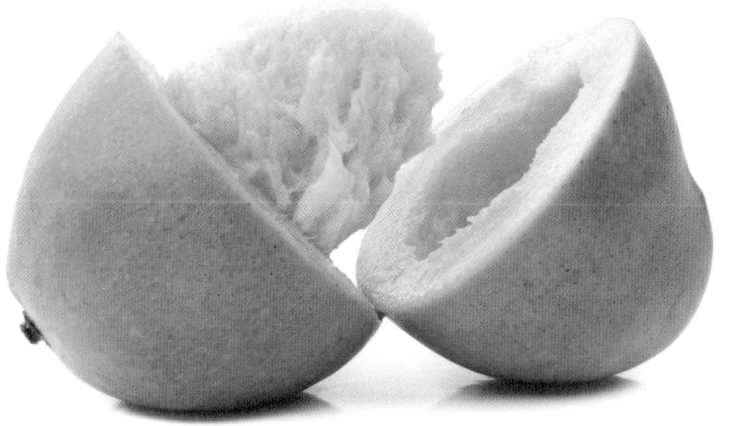

慢性疲勞症候群

Chronic fatigue syndrome

據估計，每 250 人裡就有一人罹患慢性疲勞症候群，而且最常出現在 15 ～ 17 歲與 40 ～ 50 歲的時候，其中女性患病的機率是男性的三倍。有效的飲食法會因人而異，因此找到適合自己的方式很重要。

慢性疲勞症候群又稱為「病毒感染後疲勞症候群」、「慢性疲勞免疫功能失調症候群」以及「肌痛性腦脊髓炎」（myalgic encephalopathy）這種與神經問題相關的肌肉疼痛，會造成生理上與心理上的疲勞，還有肌肉疼痛與抽痛，以及記憶力與專注力變差，這些症狀即使經過睡眠或休息也無法緩解。患者會常常感到不適，出現喉嚨痛與扁桃腺腫大這些類似流感的症狀，症狀會讓人感到無力，而且通常會在勞動後變得更糟，並伴隨出現特有的行動遲緩，可能持續幾個小時到一天或者更久的時間。因此，許多人自然也會罹患憂鬱症。

大多數的慢性疲勞症候群患者都會經歷反覆復發的波動過程，期間夾雜著恢復正常狀態的時期，有些人雖然會完全痊癒，但這可能需要經過相當長的時間，而有些人的狀況則是依舊很嚴重。

什麼原因導致？

- 病毒感染
- 重大的生理壓力或情緒壓力
- 環境毒物

慢性疲勞檢查表

- 對痊癒的機會保持樂觀。
- 嘗試認知行為治療、漸進式運動、輕瑜珈或冥想，這些都會有所幫助。
- 避免抽菸喝酒。

有用的營養補充品

- 輔酶 Q10 是細胞吸收氧氣與製造能量所必需，其營養補充品能改善疲勞症狀。
- 月見草油與 omega-3 魚油富含必需脂肪酸，在高劑量服用時對 80% 的慢性疲勞症候群患者有益。
- 鎂已經證實能改善疲倦與能量缺乏。
- 維他命 B 群的營養補充品有助於保護身體免於能量缺乏。
- 紫錐花、黃耆、洋紅風鈴木或橄欖葉萃取物這些刺激免疫功能的草本植物，也具有抗病毒感染的作用，有助於改善症狀。

注意 這些藥草最好在臨床草藥醫師的指導下服用。

有幫助的食物

- 採用健康的全天然飲食法，盡可能食用有機食品，避免化學農藥、色素、防腐劑或其他食品添加物。
- 維持健康的體重，因為運動上如果有困難，就可能會讓體重增加，而那些沒胃口或身體太過不適的人，就可能無法正常進食而造成體重下降。
- 少量多餐，每天分成六小餐會比每天三大餐好，因為慢性疲勞症候群患者的消化與吸收能力似乎會受到影響。
- 增加維他命 B 群的攝取，因為體內的維他命 B 經常處於不足的狀況。食物來源包括全穀物、燕麥、豆子、綠葉類蔬菜、富含油脂的魚類、肉類（尤其是豬肉與鴨肉）、堅果（尤其是核桃）、石榴、機能優格與營養強化麥片。

此外，有些慢性疲勞症候群的患者發現，採用提供很少糖分的念珠菌排毒法（見第 92 頁），或採用高纖低動物性脂肪的素食飲食法（vegetarian diet），都會有所改善。

該避免的食物

- 避免過量的咖啡因，有些人的症狀會因此惡化。
- 假如你發現自己對某些食物或化學成分有不耐受性，可以試著採用排除飲食法或挑戰飲食法（challenge diet），來幫你精確找出那些不耐受的物質（見食物過敏與不耐症，第 122 ～ 5 頁）。

Recipe

甜菜根石榴核桃沙拉配優格醬（4 人份）

材料

一大包綜合沙拉葉
2 顆煮熟的甜菜根，去皮切塊
一把碎核桃
半條小黃瓜，切塊
2 根青蔥，切碎
1 顆石榴的籽（非必需）

淋醬部分：

100 毫升的低脂機能優格
2 湯匙的全穀物芥末
1 顆無蠟的檸檬果皮屑與果汁
現磨黑胡椒

做法

- 把沙拉葉鋪在大淺盤上，排上甜菜根、核桃、小黃瓜、青蔥與石榴籽（假如有使用）。
- 把淋醬的食材混合均勻，然後淋上沙拉。

缺乏能量

Lack of energy

偶爾缺乏能量是正常的，但是無精打采可能會悄悄找上你，讓你在大多時候都感覺到面色蒼白與精疲力盡。調整飲食同時改變其他生活型態，將有助於為你的生活重新賦予能量。

不明的疾病會造成缺乏能量，但缺乏能量經常都跟壓力以及多方應付生活有關，例如，工作、照看家裡以及照顧他人，因此你很難讓自己歇腳，並關心自己的健康。調查報告指出，有三分之一的女性與五分之一的男性承認自己有一般情況下的疲勞感或缺乏能量，但有十分之一的成人承認自己感到精疲力盡已經有一個月或更長的時間。

什麼原因導致？

- 壓力
- 焦慮
- 勞動過度
- 飲食不良
- 不活潑
- 荷爾蒙改變
- 長時間工作
- 睡眠品質不好
- 一些疾病

相關的醫學疾病

儘管你已經增加了運動量、採取健康飲食並改善睡眠品質，但你覺得自己缺乏能量的情況還是持續超過二週，那你應該去看醫生，因為許多疾病都是這樣發展出來的。雖然出現這種情況的人裡只有十分之一能找到醫學的病因，但還是有必要排出這些可能，像是貧血、荷爾蒙失調（例如，甲狀腺功能低下、糖尿病）、憂鬱症、醫療的副作用、心臟疾病（例如，心律不整、心臟衰竭）、潛伏感染（例如，心臟瓣膜感染）、自體免疫疾病（例如，全身性紅斑狼瘡）、病毒感染後的疲倦與癌症，後者只發生在少於 1% 的缺乏能量患者身上，而且沒有其他症狀。

一氧化碳中毒也可能是肇因之一，特別是在症狀伴隨頭痛出現又在呼吸新鮮空氣後消失的時候。假如你認為有可能是一氧化碳中毒，請專人為你的家用電器設施做檢查，確定家裡有足夠的通風設備。

有幫助的食物

- 用麥片粥開啟一天，澳洲研究人員發現，運動員採取燕麥為主的飲食方式三週後，耐力提升了 4%。
- 採取低度到中度升糖指數的飲食法，以高纖食物為主，例如，新鮮水果、蔬菜、豆類、堅果、種子、根菜類蔬菜與全穀物（全麥麵包、全麥義大利麵、珍珠麥、藜麥、苔麩、糙米）。
- 一天中的三餐要定時，每餐間隔要平均，以確保血糖值維持相對穩定。
- 增加細胞生產能量所需的維他命 B 群攝取，膳食來源包括瘦肉、蛋、燕麥、酵母萃取物、乳製品與糙米。

增進能量檢查表

- 每天在新鮮空氣中運動來促進代謝。
- 撥出時間休息與放鬆，靜靜坐著閱讀或冥想，又或者聽音樂。
- 減去多餘的體重。
- 避免長時間不間斷地工作。
- 取回對生活的控制權，對不合理的要求說「不」。
- 早點上床睡覺，並把窗戶開個小縫讓氧氣流通。
- 白天有機會的話就小睡一下恢復能量。

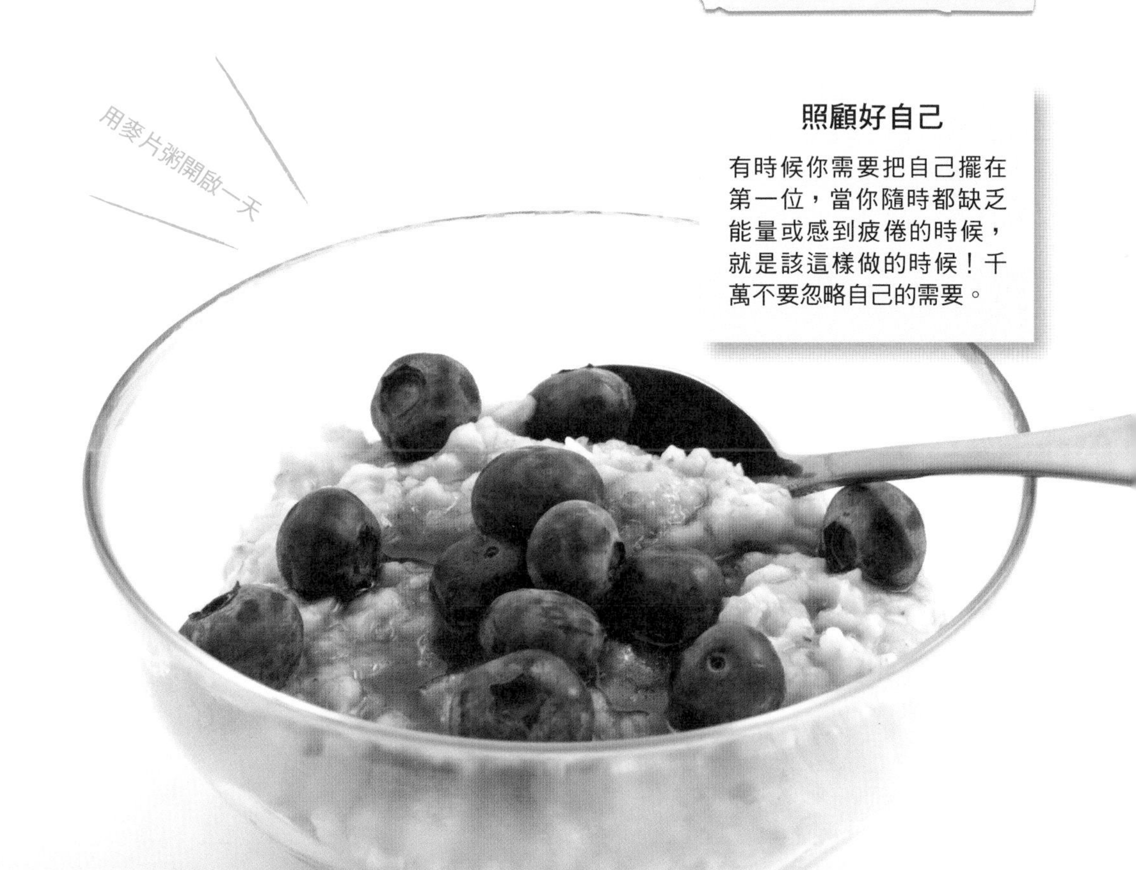

照顧好自己

有時候你需要把自己擺在第一位，當你隨時都缺乏能量或感到疲倦的時候，就是該這樣做的時候！千萬不要忽略自己的需要。

有用的營養補充品

- 綜合維他命與礦物質能保護身體免於營養不良。
- 細胞製造能量需要維他命 B 群、硫辛酸（alpha-lipoic acid）與左旋肉酸（l-carnitine）。
- 鎂為製造能量所必需，但飲食中常常缺乏。
- 輔酶 Q10 能改善生理能量值與耐力。
- 銀杏可促進通往腦部的血流，改善心理能量、記憶與敏捷度。
- 瓜拉納（Guarana）含有四甲二苯駢（tetramethyl xanthene），與咖啡因的三甲二苯駢（trimethyl xanthene）相似，能緩解疲勞，但副作用比咖啡因少。
- 韓國人參能促進生理能量、預防疲勞以及改善耐力。
- 西伯利亞人參能提升生理與心理的能量值，尤其是處於壓力下時。

- 選擇健康的點心，例如，燕麥餅、米餅、堅果醬、鷹嘴豆泥醬、酪梨醬、蔬菜棒、水果與低脂優格。
- 如果是因為貧血的話，像是月經量多、剛懷孕、飲食不良所造成，可以選擇富含鐵的食物，例如，紅肉、魚（尤其是沙丁魚）、麥芽、用營養強化麵粉做成的麵包、蛋、深綠葉類蔬菜（如羽衣甘藍、菠菜、荷蘭芹）、梅子與其他水果乾。增加維他命 C 的攝取能加速鐵質吸收，因此早餐要喝一杯新鮮的柳橙汁配一顆水煮蛋，而不要搭配一大杯的茶，因為茶的丹寧酸會妨礙鐵質吸收。
- 喝大量的液體來維持水分，即使輕微的脫水也會造成疲勞。

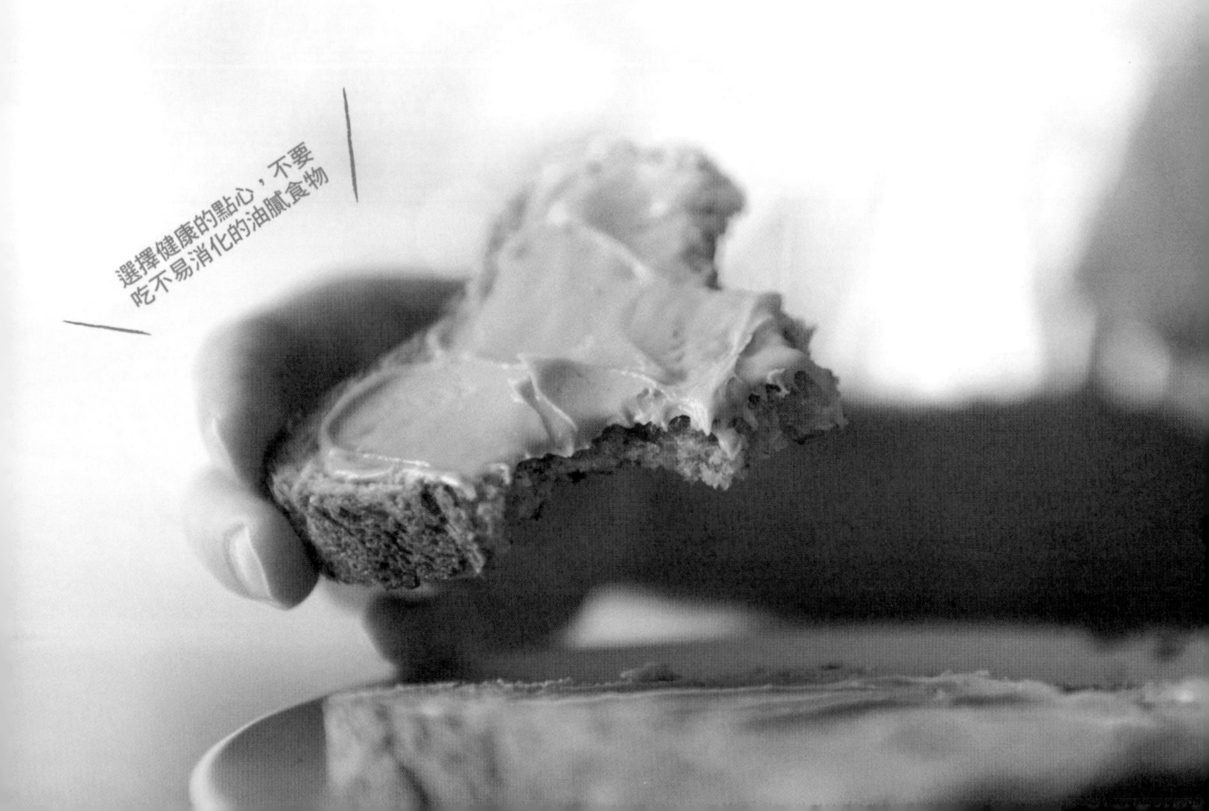
選擇健康的點心，不要吃不易消化的油膩食物

該避免的食物

- 避免不易消化的油膩食物，例如，洋芋片、糕點、蛋糕、甜酥餅、甜甜圈、派與油煎食物。比起以碳水化合物為主的低脂、高纖早餐，吃油膩的早餐會讓早上更疲倦、心情更差、靈敏度更差。而且如果在吃過油膩的早餐後，又接著吃油膩的午餐，你會感覺一整天都缺乏能量。
- 不要吃太多，這會把你腦部的血液全部集中到消化系統，而使你感到疲倦。
- 避免含有單糖的食物，例如，蛋糕、巧克力、白麵包與義大利麵，因為這些食物雖然能迅速提供高能量，但你的身體反應會分泌胰島素來降低血糖濃度，而在進食後數小時造成能量急速下降。所以會讓你在享用完午餐的白麵包三明治與含糖飲料後，開始打瞌睡。
- 減少咖啡因，咖啡因目前被認為是消耗能量最厲害的因子，雖然短期內它能提供快速、敏捷的刺激，但長期下來卻會造成無法休息、失眠、頭痛、焦慮以及疲勞。讓自己慢慢減少咖啡因的攝取，以免產生咖啡因的戒斷症狀。
- 避免飲酒過度，因為這會讓你感到疲勞。試著停止飲酒幾週，看看症狀是否有改善，如果你發現有困難，請就醫尋求協助。

Recipe

烤胡桃（4 人份）

材料

2 湯匙的橄欖油、油菜籽油或大麻籽油
1 大顆洋蔥，切碎
2 顆蒜瓣，切碎
一把新鮮的香草（荷蘭芹、百里香、馬鬱蘭、鼠尾草），切碎
200 公克的全麥麵包屑
150 公克的胡桃，切細碎
1 大顆蛋，打散
150 毫升的蔬菜高湯或水
1 顆檸檬的果皮屑與果汁
現磨黑胡椒

做法

- 烤箱預熱至 200℃／瓦斯爐刻度 6。排好一個 450 公克的土司烤模，鋪上不沾黏烘焙紙。
- 加油嫩煎洋蔥與大蒜，等到熟軟，加入所有剩餘食材，並拌炒均勻，填裝到排好的烤模中。
- 烘烤 30 分鐘，直到顏色呈現淺棕色，讓成品在烤模中稍微降溫後再取出。

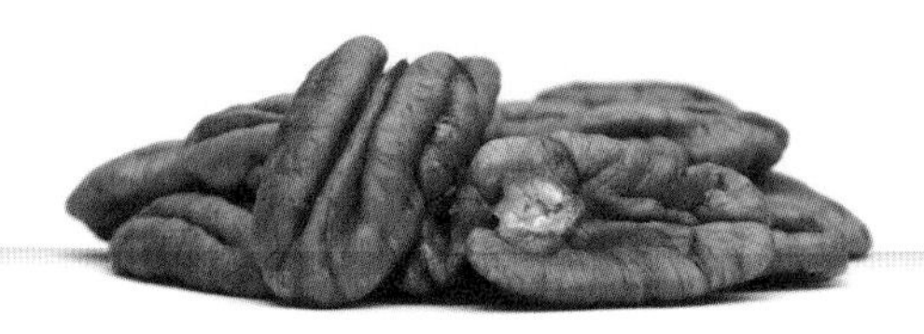

貧血 Anaemia

據估計，歐洲的人口裡有 23% 罹患貧血，而美國只有少於五十分之一的人口，明顯少見很多。貧血最常見的原因是飲食中缺少了鐵、葉酸或維他命 B_{12}，因此為了對抗貧血，改變飲食是必要的。

貧血字面上的意思就是「缺血」，與紅血球在血液循環中的紅色色素──血紅素（haemoglobin）──太低有關。血紅素的重要性在於把氧氣運送到全身，當血紅素的數量下降時，細胞就會得不到他們所需的充足氧氣。貧血的症狀包括臉色蒼白、疲倦、缺乏能量、暈眩、反覆感染（尤其是念珠菌感染）、舌頭與嘴巴酸痛、呼吸短促，甚至是心絞痛。當胃停止製造一種稱為「內在因子」（intrinsic factor）的物質時，就會發生惡性貧血（pernicious anemia），因為小腸吸收維他命 B_{12} 需要這種內在因子。

缺鐵性貧血（Iron-deficiency anaemia）常出現在某些弱勢群體，包括哺乳中的嬰兒、學步中的小孩、青少年、月經來潮與懷孕的婦女，以及年長者。

什麼原因導致？

- 營養不良
- 月經量多
- 隱性出血（例如，出血性胃潰瘍）
- 血球細胞回收過快（例如，鐮刀型紅血球疾病）
- 腎臟病
- 骨髓疾病
- 膳食營養吸收不良

有用的營養補充品

- 以胺基酸螯合物（amino acid chelates）形式存在的鐵質營養補充品，例如，甘胺酸亞鐵（ferrous bisglycinate），比無機的硫酸亞鐵（inorganic ferrous sulphate）更容易吸收，耐受度也更好。
- 維他命 B_{12} 也有做成口服噴劑或舌下口含錠（sublingual lozenges），可以繞過消化道裡任何缺乏內在因子的問題，經由口腔來吸收。

注意 鐵質過量會產生毒性，所以要把所有營養補充品都放在兒童看不見也拿不到的地方。

有幫助的食物

鐵質的飲食來源包括帶殼海鮮、紅肉、沙丁魚、麥芽、全麥麵包、蛋黃、綠色蔬菜、堅果、全穀物、水果乾與營養強化的早餐麥片。紅肉中的鐵質是血基質鐵（haem iron），跟蔬菜中的非血基質鐵（non-haem iron）相比，吸收率高達十倍，因此肉食者比非肉食者更不容易罹患缺鐵性貧血。來自植物的鐵質如果搭配含有維他命 C 的飲食來源會比較容易吸收，例如，新鮮的柳橙汁。

葉酸的主要來源是綠葉蔬菜和營養強化的麥片，而維他命 B_{12} 的飲食來源則包括肝臟、腎臟、富含油脂的魚類（尤其是沙丁魚）、白肉魚、紅肉、蛋與乳製品。雖然素食者能買到來自藍綠藻或經由微生物培養而成的營養補充品，但沒有植物能像動物一樣提供有生理功能的維他命 B_{12}。

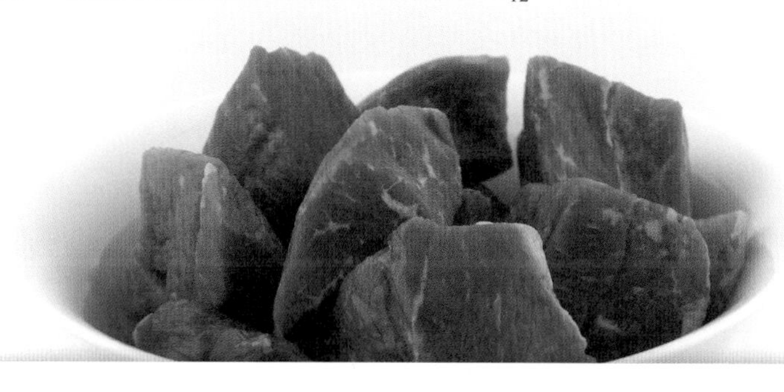

肉食者比非肉食者
不易罹患缺鐵性貧血

Recipe

牛肉菠菜與番茄燉菜（4 人份）

材料

400 公克的燉瘦牛肉，切立方塊
1 大顆洋蔥，切薄片
一把新鮮香草（例如百里香、荷蘭芹、馬鬱蘭），切碎
1 顆蒜瓣，拍碎
300 毫升的現成低鹽肉塊湯
1 罐 400 公克的番茄塊
1 湯匙的番茄泥
現磨黑胡椒
1 包新鮮的嫩波菜葉，洗淨瀝乾

做法

- 烤箱預熱至 180℃／瓦斯爐刻度 4。
- 將牛肉、洋蔥、香草、大蒜與高湯倒入可進烤箱的燉鍋，開火煮到滾，蓋上鍋蓋送入烤箱，烤 30 分鐘。
- 加入番茄塊與番茄泥，攪拌均勻，再送入烤箱烤 1 小時。
- 以黑胡椒調味，將菠菜葉加入，讓菠菜在燉湯中熟軟。與糙米飯及沙拉一起端上桌。

甲狀腺疾病

Thyroid problems

有多達十二分之一的女性患有甲狀腺功能低下症（hypothyroidism），即甲狀腺功能減退（underactive thyroid），而有 2 ～ 5% 的女性患有甲狀腺功能亢進症（hyperthyroidism），即甲狀腺過度活化（overactive thyroid），這兩種疾病發生在男性身上的機率都比女性少十倍。根據你的甲狀腺情況，可以用不同的食物來加以改善。

甲狀腺是位於頸前基部的蝴蝶狀腺體，剛好就在氣管前方，會製造兩種含碘的荷爾蒙——甲狀腺素（T4）與三碘甲狀腺素（T3）——經由增加細胞的工作速率來加速代謝。

甲狀腺功能低下症的情況是這些荷爾蒙製造過少，而甲狀腺功能亢進症（又稱為「甲狀腺毒症」）則是製造過多，剛好相反。許多甲狀腺功能低下症的病例並無臨床症狀（症狀不明顯），而患有明顯症狀的甲狀腺功能低下症患者中大約有五十分之一的女性。

甲狀腺功能低下症

大多數甲狀腺功能低下症的病例都是因為自體免疫疾的問題，患者的免疫系統針對甲狀腺蛋白質製造抗體，造成慢性自體免疫性甲狀腺炎（chronic autoimmune thyroiditis）。雖然許多患者沒有明顯症狀，但這個情況會造成甲狀腺腫大而形成甲狀腺腫（goitre），讓人感到整個頸部都被塞滿、吞嚥困難，有時候頸部與胸口還會出現不適或疼痛。剛開始的時候，這些抗體會造成發炎和甲狀腺過度活化的暫時性症狀，但之後的情況通常就會慢慢發展成甲狀腺荷爾蒙分泌過少的症狀（甲狀腺功能低下症）。其它還有一些病例是治療甲狀腺過度活化

什麼原因導致？

- 家族史
- 乳糜瀉與其他自體免疫問題，包括糖尿病
- 某些藥物
- 缺碘（甲狀腺功能低下症）
- 碘過量（甲狀腺功能亢進症）

所造成的，或是世界上某些地方的飲食嚴重缺碘、缺硒或缺鋅的緣故。另外，抽菸也會增加罹患甲狀腺功能低下症的風險。

甲狀腺功能低下的症狀是因為代謝太慢的緣故，其症狀包括：

- 缺乏能量，整體變得遲緩
- 肌肉痙攣與無力
- 體重增加
- 感覺寒冷
- 皮膚乾燥，髮質脆弱，眉毛尾端消失
- 臉部與四肢的組織變厚
- 脈搏變慢
- 便祕、月經量多
- 聲音低沉，聽起來含混不清

甲狀腺檢查表

- 如果你正同時服用甲狀腺素荷爾蒙錠與鐵質營養補充品，兩者的服用時間至少間隔兩的小時，以免因為鐵質的關係而減少甲狀腺素的吸收。
- 如果服用甲狀腺素（T4）後還是有甲狀腺功能低下的症狀，可以與醫生討論是否要同時補充 T3 荷爾蒙，雖然這點在英國有爭議，但在美國卻很平常。

甲狀腺功能亢進症

甲狀腺過度活化最常見的原因是葛瑞夫茲氏病（Grave's disease）這種自體免疫問題，也就是促甲狀腺抗體（thyroid-stimulating antibodies）在與甲狀腺細胞受體（thyroid cell receptor）結合後，仿效促甲狀腺素（TSH）的作用而引發甲狀腺過度製造甲狀腺素，至於促使這些抗體作用的原因則不明。其他造成甲狀腺毒症的原因包括甲狀腺裡過度活化的結節、病毒引起的甲狀腺發炎（甲狀腺炎）以及腦下垂體製造過多的促甲狀腺素。

甲狀腺過度活化的的症狀是因為代謝速率過快的緣故，其症狀包括：

- 體重減輕、胃口增加
- 焦慮、躁動、坐立不安
- 疲倦、虛弱
- 脈搏變快、心悸
- 怕熱
- 腹瀉、月經的變化

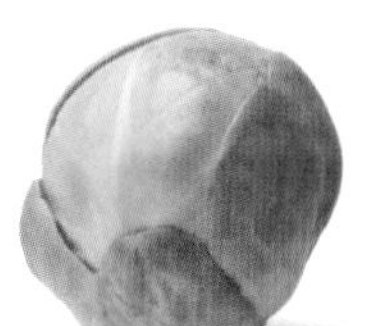
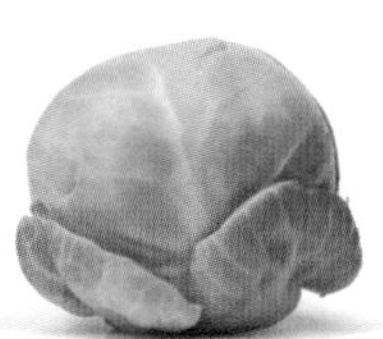
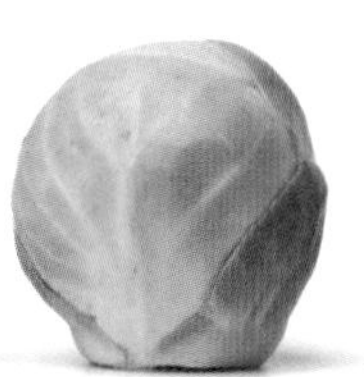
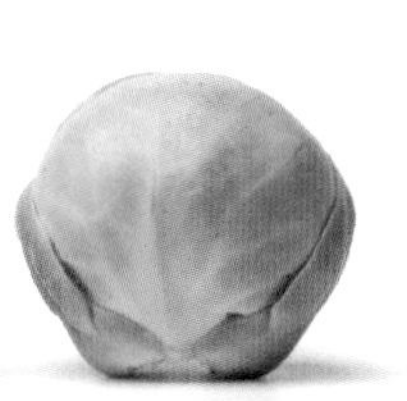
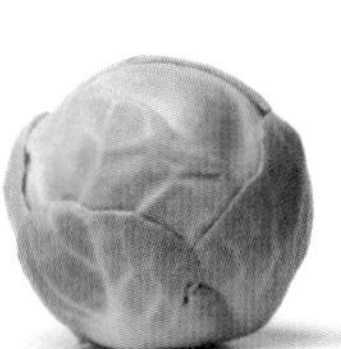
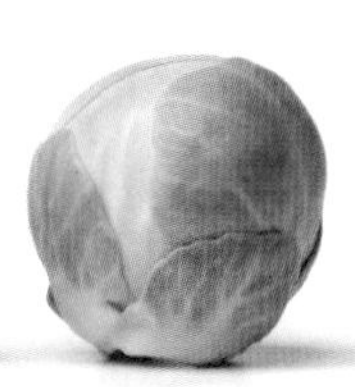

有幫助的食物

- 飲食上避開含糖與精製的食物，能改善甲狀腺功能。
- 多吃富含硒的食物，膳食來源包括麥芽、巴西堅果、魚肉、全穀物麥片、菇類、洋蔥與大蒜。活性最好的 T3 甲狀腺素在製造時需要硒來調節，因此每公克甲狀腺組織的硒含量是身體所有器官中最高的。世界上有部分地區的土壤，硒含量與碘含量都偏低（包括英國），因此這些地方的人罹患甲狀腺功能低下症的風險特別高。

假如你罹患了甲狀腺功能低下症：

- 攝取含碘的食物來源，例如，魚肉、海鮮、蛋、肉、牛奶與碘鹽。一篇發表在《英國醫學期刊》（*British Journal of Medicine*）上、關於素食者的研究發現，有 63% 的女性與 36% 的男性對碘的攝取不足。

假如你罹患了甲狀腺功能亢進症：

- 多吃含有致甲狀腺腫物（goitrogen）的食物，因為致甲狀腺腫物能阻止 T4 荷爾蒙轉換成（最有活性形式的）T3，所以對罹患甲狀腺功能亢進症的人很有幫助。食物來源包括抱子甘藍、綠花椰菜、高麗菜、白花椰菜、羽衣甘藍、蕪菁、小白菜、大白菜、綠葉甘藍、辣根、白蘿蔔、瑞典蕪菁（蕪青甘藍）、木薯（cassava）與黃豆。

有用的營養補充品

- 含碘、硒與鋅的綜合維他命與礦物質營養補充品能輔助甲狀腺功能（除了甲狀腺功能低下症患者之外），因為代謝速率增加時，維他命與礦物質會消耗得很快。
- 昆布是碘的天然豐富來源，而甲狀腺功能低下被認為與碘的攝取量太低有關（甲狀腺功能亢進症患者要避免）。
- 月見草油與 omega-3 魚油有助於避免必需脂肪酸的缺乏。
- 纈草（valerian）與紅景天是安定心神的草本植物，有助於減少甲狀腺功能亢進引起的焦慮與神經緊張。

該避免的食物

假如你罹患了甲狀腺功能低下症：

- 避免過量攝取含有致甲狀腺腫物的食物，請參閱上文那些對甲狀腺功能亢進症有幫助的食物。

假如你罹患了甲狀腺功能亢進症：

- 避免攝取碘鹽與刺激物，例如，咖啡、茶與其他含咖啡因的飲料，因為這些會加速新陳代謝。

> **你知道嗎？**
>
> 同時患有乳糜瀉與甲狀腺疾病的患者，可以採取無麩質飲食法來改善兩種問題。

荷爾蒙補充療法

甲狀腺功能低下症可以採用甲狀腺素補充療法來把（腦下垂體製造的）促甲狀腺素補充到正常值。有一些內分泌學專家認為，只有當你的甲狀腺素值接近到正常值的上限而且促甲狀腺素值也被稍微抑制時，你才能完全恢復健康。你必須跟醫生溝通這件事才行，如此一來，當你為了減少體重增加和能量缺乏而試著把你的代謝速率調整到最佳狀態時，才能把副作用（出現甲狀腺過度活化的症狀）的風險降到最低。

Recipe

磨菇紅蔥大比目魚（4 人份）

材料

2 湯匙的橄欖油、油菜籽油或大麻籽油
4 顆紅蔥頭，切碎
16 朵蘑菇，對半切
4 顆蒜瓣，壓碎
4 塊大比目魚魚排
50 毫升的白葡萄酒
1 顆無蠟檸檬的果皮屑和果汁
1 茶匙的玉米粉
現磨黑胡椒
裝飾用的荷蘭芹

做法

- 在大平底鍋中熱油，然後把紅蔥頭、蘑菇和大蒜嫩煎到熟軟。
- 再把大比目魚的魚排放在上頭，倒進白葡萄酒與檸檬的果皮屑和果汁，蓋上鍋蓋燜煮5分鐘，然後把魚排翻面後再煮5分鐘，等魚肉熟透，起鍋並保溫。
- 把玉米粉溶解在少許白葡萄酒或水中，然後拌入蘑菇與洋蔥醬汁，慢慢煮到你想要的濃稠度。用黑胡椒調味後，把醬料倒在大比目魚上，最後上桌時以荷蘭芹裝飾。

癌症 Cancer

癌症位居全球死因首位，你接受癌症診斷的終生風險是三分之一，而且目前在 75 歲之前死於癌症的機會是九分之一，如果你抽菸或有癌症的家族史，機會還會更高。多吃具有抗癌特質的食物，能增加自己遠離這種盛行疾病的機會。

當一個單一細胞不是為了取代老舊細胞而偶爾分裂，而是不斷分裂時，就會發展成癌症。這個細胞本身不理會平常的停止生長指令，反而製造出多數的異常複本，假如免疫系統無法辨識並摧毀這些異常細胞，這些細胞就會繼續分裂並入侵周圍的組織。一旦腫瘤長到一定的大小，這些異常細胞可能就會脫離並透過血液與淋巴管散布到身體的其他部位。這些繼發性腫瘤也就是腫瘤轉移，大多會在肺部、骨骼、肝臟與大腦落地生根並繼續生長。

全球的癌症死亡人數在 1975 ～ 2000 年之間增加了一倍，而且將在 2020 年時再增加一倍，估計在 2030 年時將會達到三倍。

什麼原因導致？

- 家族史
- 在我們的基因、環境、飲食以及生活型態之間，尚未明朗的交互作用
- 抽菸
- 酒精
- 肥胖
- 缺乏運動
- 空氣汙染
- 工作場所的致癌物
- 室內燃燒固態燃料所產生的煙霧
- 肝炎病毒
- 某些類型的人類疣（乳頭狀瘤）病毒

有幫助的食物

對於癌症當然會有有幫助的食物，可是並不保證有效，但你可以幫自己一個忙，把下面列出的有益食物多多納入飲食當中，給自己一個對抗癌症的機會。

採取富含抗氧化物的植物性飲食法（plant-based diet），能提供眾多的抗癌效益。蔬果提供了植物性化合物（phytochemicals），像是類黃酮、酚（phenols）和萜烯（terpenes）這些非必需營養素的物質，能預防癌症。每天要食用 450 公克的蔬果（馬鈴薯不計算在內），而且選擇要多樣化，例如，番茄、柑橘類水果、莓果、甜椒、胡蘿蔔、綠花椰菜、高麗菜與豆類（參閱下頁表格）。

食物	抗癌的化合物
綠花椰菜	蘿蔔硫素（sulphoraphane）
十字花科	異構硫氰酸鹽（isothiocyanates）
番茄	茄紅素
大蒜	大蒜素
蕈菇	香菇多醣（lentinan）
洋蔥、韭菜、蘋果	類黃酮
甜椒	辣椒素
西洋芹、荷蘭芹	芹菜素（apigenin）
櫻桃、莓果、葡萄	土耳其鞣酸（ellagic acid）
柑橘類水果	檸烯、橙皮苷、類檸檬素（limonoids）
巴西堅果	硒
黃豆、苜蓿	異黃酮
富含油脂的魚類	二十碳五烯酸（EPA）
種子	木聚糖（lignans）
綠茶／紅茶	兒茶素

- 把體內製造強力抗癌酶所需的硒找出來，在全世界某些土壤含硒量偏低的地方，癌症的發生率增加了 2 ～ 6 倍。取得硒的最好膳食來源是巴西堅果、魚肉、家禽肉、肉類（尤其是野味肉）、全穀物、蘑菇、洋蔥、大蒜、綠花椰菜與高麗菜。
- 增加異黃酮的攝取，因為弱植物荷爾蒙能阻斷雌激素受體，藉此弱化人類雌激素過量的效應。在亞洲人們對大豆異黃酮的每日攝取量是 50 ～ 100 毫克，與之相比，典型的歐洲攝取量則只有每日 2 ～ 5 毫克，因此亞洲發生乳癌和前列腺癌這些跟荷爾蒙有關的癌症風險明顯較低。異黃酮可以從豆子、扁豆、雞豆、茴香、堅果與種子中獲得。
- 多攝取鈣質與維他命 D，能預防大腸癌。良好的鈣質來源包括牛奶、乳酪、優格，以及羽衣甘藍和菠菜這些深綠葉類蔬菜。維他命 D 的來源包括富含油脂的魚類、魚肝油、動物肝臟、營養強化的人造奶油、蛋、奶油以及營養強化的牛奶和麥片。
- 親近大蒜，吃最多大蒜的人比較不容易罹患胃癌、腸道癌與前列腺癌。

有用的營養補充品

不需要特別服用任何營養補充品來預防癌症，可是如果你是為了其他理由而服用的話，有許多的維他命、礦物質以及食物都在研究中展現出抗癌的特性，雖然不是具有決定性的證據。這些具備抗癌特性的營養補充品包括硒、大豆異黃酮、維他命 C、維他命 D、葉酸、綠茶、大蒜、番茄萃取物以及某些亞洲蕈菇，例如，靈芝、香菇、舞菇、雲芝（coriolus）。

警告：如果你是癌症患者，服用任何營養補充品之前都要問過醫生。

症狀檢查表

你不該忽視的持續性症狀包括：

- 排便習慣的改變
- 排尿困難
- 反覆發作的胃灼熱
- 咳嗽不斷或呼吸短促
- 不斷出現的疼痛或不適
- 沒有明顯原因的體重下降
- 任何身體開口的意外出血，包括停經後出血與性交後出血
- 吞嚥困難
- 即使吃得很少也覺得飽
- 持續超過三週的聲音沙啞或喉嚨痛
- 任何使你憂心的持續性健康問題

- 多喝茶，綠茶多酚已經被證實有助於預防膀胱癌、食道癌、胰臟癌、卵巢癌，還有子宮頸癌。
- 多食用纖維，雖然纖維之於腸道癌有著衝突證據，但一般說來，有良好的纖維攝取能幫助消化道裡的廢物運送，縮短潛在有毒物質影響腸道細胞的時間。良好的纖維來源包括全穀物麥片和麵包、梅子、莓果、菜豆以及其他豆科植物、新鮮蔬果和糙米。
- 維持符合身高的健康體重並每天運動。

該避免的食物

飲食中含高量的脂肪、熱量、加工碳水化合物、鹽、酒精與煙燻或燒烤食物、低抗氧化劑與纖維，會增加癌症的風險。飲食中過量的脂肪是造成腸道癌的頭號因子，會刺激膽汁酸分泌到腸道中；等到消化物抵達大腸，多餘的酸會轉換成促進腫瘤生長的次級物質。

過有機的生活

在非有機農作上發現的農藥殘留，有 90% 是殺菌劑，60% 是除草劑，以及 30% 的殺蟲劑，這些都具有可能致癌的特性。

- 減少整體脂肪的攝取量，且要集中攝取好的脂肪，如單元不飽和脂肪（橄欖油、油菜籽油、酪梨與核果油），再加上 omega-3 脂肪酸（如魚類與亞麻籽）。
- 少吃紅肉，少吃醃、燻與加工肉品如香腸、培根、漢堡與火腿 – 尤其是油炸、炭烤或燒烤過（肉類燒焦會產生與腸道癌相關的化學物質）。
- 節制攝取鹽醃、鹽漬與煙燻食品。
- 減少精製碳水化合物的攝取，如蛋糕與餅乾。
- 避免喝酒 – 飲酒要適量。

你知道嗎？

至少有 40% 的癌症可以透過改變生活型態來加以預防，抽菸就是一個最可避免肇因。

Recipe

高麗菜的普羅旺斯雜燴（4 人份）

材料

1 湯匙的橄欖油
1 顆紅洋蔥，切碎
1 株韭菜，切段
4 顆蒜瓣，壓碎
1 根西洋芹，切段
1 顆紅甜椒，去籽切成薄片
半顆高麗菜，切成細絲
1 條茄子，切塊
1 條櫛瓜，切塊
一把洋菇，對半切
1 顆無蠟檸檬的果皮屑和果汁
4 顆牛番茄，切塊
1 湯匙的番茄泥
150 毫升的紅葡萄酒或蔬菜高湯
一把新鮮的綜合香草（例如，荷蘭芹、羅勒、百里香、迷迭香、香菜），切碎
現磨黑胡椒

做法

- 在大平底鍋上熱油，然後嫩煎洋蔥、韭菜、大蒜和西洋芹，熟軟後加入紅甜椒、高麗菜和茄子，拌炒 5 分鐘。
- 加入剩餘食材，蓋上鍋蓋稍微燜煮 30 分鐘，期間偶爾攪拌一下，若需要多些液體就加水，最後以黑胡椒調味就可以端上桌。

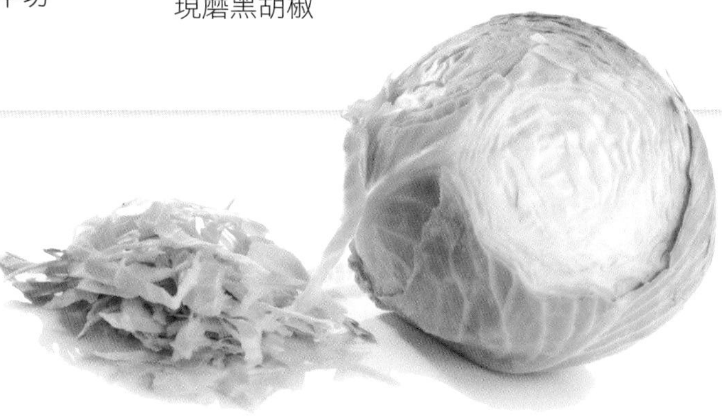

感冒與流感

Colds & flu

感冒與流感病毒經由咳嗽、打噴嚏、交談，甚至握手來人傳人，但如果你能遵循健康的飲食與生活型態，就幾乎不可能屈服在感冒與流感病毒之下。

會引起一般感冒症狀的病毒超過了一百種，所以讓感冒成了人類最常見的疾病。成人每年平均會感冒 2 ～ 3 次，而小孩有時則受苦多達十次，一方面是因為增加了暴露於托兒所與學校這些場合，一方面則是因為免疫力尚不足以對抗。流感的症狀一開始跟感冒類似，但很快就會有明顯的惡化。

頭痛	不常	很明顯
鼻塞	通常	有時
打噴嚏	通常	有時
喉嚨痛	常見	有時
咳嗽	輕微到中度	輕微到嚴重
全身痠痛	些微	嚴重
極度疲倦	不會	很明顯
虛弱無力	輕微	嚴重，可持續 2 ～ 3 週
發燒	些微或不會	通常到 9℃ 或更高，會持續 3 ～ 4 天

什麼原因導致？

- 鼻病毒，在比較冷的月分活動力比較強
- 埃可病毒與克沙奇病毒，在夏季活動力比較強
- A 型與 B 型流感病毒
- 空調，會使鼻黏膜乾燥，讓病毒更容易進入鼻腔
- 衛生習慣不佳

有幫助的食物

你的腸道內膜是免疫系統最活躍的地方，所以要讓腸道維持健康就要滿足它的需求。

- 採用健康的全天然飲食，每天至少提供五份新鮮蔬果（多一點更好）。
- 增加 omega-3 脂肪酸的攝取，像是富含油脂的魚類、堅果與種子，這些能減少對於過敏原與發炎反應的敏感度。
- 每天吃一顆蘋果，蘋果含有可溶性纖維與抗氧化劑類黃酮，可以活化免疫細胞並減少發炎反應。

- 多吃接骨木莓，因為能提供天然的抗病毒物質，可以減少感染感冒與流感的嚴重程度與時程。
- 用洋蔥和大蒜入菜，因為兩者都具有抗病毒的性質。
- 增加硒的攝取，因為製造抗體和刺激對抗感染的天然殺手細胞都需要硒。體內硒含量不足人，流感症狀會比較嚴重。硒的最豐富膳食來源是巴西堅果，每天最好吃一些。
- 確保良好的維他命 D 攝取量，可以從魚肝油、動物肝臟、營養強化的人工奶油、蛋、奶油、營養強化的牛奶與營養補充品中取得。
- 攝取足量的鋅，達到理想的鋅含量，有助於縮短感冒的病程，飲食來源包括大多數的肉類、帶殼海鮮、堅果與種子（尤其是南瓜籽），以及營養強化的麥片。

感冒與流感檢查表

- 避免壓力，睡眠要充足。
- 規律運動但不要訓練過度。
- 避免抽菸並避開其他可能有空氣汙染的地方。
- 避免跟有明顯感冒症狀的人接觸，也不要與他們握手！
- 經常洗手，並使用抗菌紙巾或噴霧，及抗病毒衛生紙。
- 澈底擦拭門把，因為病毒可以存活好幾個小時。
- 找醫生或藥劑師詢問關於流感疫苗的建議，疫苗能保護處於特殊感染風險的人們。

假如症狀出現進一步發展，可以多喝溫熱的液體，然後吃簡單但讓人感覺舒緩的食物，例如，湯品、優格或麵包加炒蛋。

Recipe

接骨木莓果泥（4 人份）

材料

150 公克的成熟接骨木莓，洗淨並去梗
250 公克的蘋果，削皮、去核並切塊
1 顆檸檬的果皮屑與果汁
100 毫升的水
用來調味的甜菊糖

做法

- 把甜菊糖以外的所有食材放入平底鍋，煮到水滾，以文火慢慢熬煮 10 分鐘。
- 把材料倒入食物調理機，強力攪拌至細緻均勻。用甜菊糖（一種無熱量的天然甜味劑）或自己選的甜味劑調整甜味。把果泥拌入優格、麥片粥或什錦麥片中，可以當作搭配任何甜點的果醬，也可以搭配烤肉或冷盤肉。也可以加水稀釋並放入冷凍庫做成冰棒。

口腔異味

Bad breath

口腔異味或口臭（halitosis）是常見的問題，自己可能很難察覺，但身邊的人甚至是好朋友又會不好意思告訴你。檢查一下你吃了什麼，還有你怎麼吃，並保持口腔健康，就能幫助你克服這種情況。

口臭最常見的病因就是口中形成了牙菌斑，牙菌斑可以製造出超過 100 種的難聞氣體與揮發性化學物質。有牙齦疾病的人會比其他人多出四倍的口臭的機會，如果你牙齒周圍的牙齦有紅腫現象，或刷牙時牙齦流血，你就有可能罹患牙齦炎（牙齦感染），如果放著不管，就會擴散到整個下頜骨（牙周病）而導致口臭，連幾英呎遠的地方都聞得到。

唾液有清潔口腔的功能，而且含有能夠減少細菌感染的抗體和可以分解牙縫殘渣的酶，以及有助於中和牙菌斑所產生之酸性物質的礦物質。如果少了唾液就會增加口臭和齲齒的機會，所以有口乾困擾的人，可以使用人工唾液噴劑。

保護你的琺瑯質

牙齒的琺瑯質是身體裡最硬的物質，但很容易被飲食中低於 pH 5.5（酸鹼值）的酸溶解，一旦琺瑯質被溶解，牙齒底下比較柔軟的部分就會開始蛀蝕，因而形成口臭。右方表格例舉出一些長時間接觸會傷害牙齒的食物。

食物／飲料	酸鹼值（PH）
紅茶	4.2
美奶滋	3.8 ～ 4.0
番茄	3.7 ～ 4.7
葡萄	3.3 ～ 4.5
蘋果	2.9 ～ 3.5
柳橙汁	2.8 ～ 4.0
可樂汽水	2.7
醋	2.4 ～ 3.4
黑咖啡	2.4 ～ 3.3
檸檬／萊姆汁	1.8 ～ 2.4

什麼原因導致？

- 細菌斑
- 口乾
- 鼻腔疾病（曾經斷裂或手術，鼻涕倒流）
- 鼻竇炎

長期肺部感染

有幫助的食物

- 減少食用酸性飲食的頻率，而且要盡快吃完，不要優雅地細嚼或啜飲。不要完全排除水果和果汁，因為它們是健康飲食裡的重要部分。使用吸管喝東西時，吸管要擺在牙齒後方來減少液體與牙齒接觸的時間，這樣才能減少無酒精飲料所引起的牙齒酸蝕。
- 經常小口喝水來保持口腔濕潤，喝完茶、咖啡、可樂、運動飲料與酒精飲料後要漱口。
- 多吃含鈣的食物，例如，乳酪和其他乳製品，因為這些食物可以保護牙齒免於酸蝕。還可以選擇添加鈣的營養強化果汁，藉此降低它們本身的腐蝕力。牙醫專家建議，吃完水果沙拉後，口中含一塊乳酪幾分鐘，可以抵銷食物的酸性作用。
- 吃過洋蔥和大蒜，可以吃薄荷或荷蘭芹，或者嚼無糖口香糖來掩飾一下口腔異味。
- 避免高蛋白飲食，因為會造成口腔異味。

清新口氣檢查表

- 買支具有超音波震動功能的高頻電動牙刷，或是有旋轉刷頭的。
- 定時使用牙線或潔牙帶，把會卡住食物殘渣的牙縫處記下來告訴牙醫。
- 使用能讓細菌附著形成可見斑塊的漱口水來消除細菌，或是使用能讓硫分子氧化的漱口水來消除口臭。
- 一年至少看兩次牙醫，清洗牙齦囊袋和去除牙垢。
- 考慮使用輔酶 Q10 錠，以及塗抹於牙齦表面的玻尿酸凝膠，可以消除牙齦發炎，促進牙齦疾病的傷口癒合。

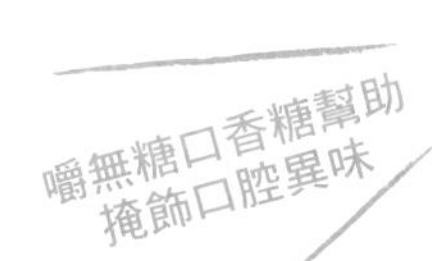

嚼無糖口香糖幫助掩飾口腔異味

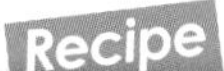

濃郁風卡特基乳酪（4 人份）

材料

500 公克的天然低脂卡特基乳酪
一把切達乳酪絲
一把細香蔥，剪成小段
現磨黑胡椒

做法

- 混合所有食材並調味、試味道，可以把乾酪放在嫩菠菜葉上做成沙拉，也可以夾在全麥黑麵包（另一種良好的鈣質來源）裡當做三明治夾心。

偏頭痛 Migraine

據估計，成人之中有多達十分之一的人患有偏頭痛，而且女性的人數是男性的三倍，其症狀通常出現在青春期，然後一再發作到中年，常常就這樣自己消失。食用富含鎂的食物並找出觸發因子，會有助於改善偏頭痛的症狀。

偏頭痛是一種嚴重的頭痛，通常描述為頭部單側（眼睛周圍）有抽動、跳動或遭受重搥般的疼痛，還會伴隨噁心與嘔吐。有些人在發作前一小時會出現示警的先兆，包括視覺上的症狀，例如，出現微光或閃光和怪異的鋸齒狀影像及盲點，以及臉部單側麻木刺痛、有時出現語言障礙。偏頭痛與腦部血管擴張有關，所以神經組織才會充血。

有幫助的食物

- 飲食均衡，避免精製的碳水化合物以及禁食或跳過一餐不吃。
- 多食用橄欖油和魚油，這些被證實能減少偏頭痛的發作頻率以及時程和嚴重程度。
- 食用富含鎂的食物，例如，菠菜、地瓜和全穀物，因為偏頭痛患者體內的鎂含量始終偏低。
- 減少脂肪攝取，研究顯示，把膳食脂肪從每天 66 公克減到 28 公克，能明顯降低偏頭痛的頻率、強度、時程與醫療需求。

誘發食物

我們已經知道有許多食物會誘發偏頭痛，尤其是牛奶和巧克力這兩樣禍首，分別占 43% 與 29%，還有德國香腸、乳酪、魚、葡萄酒、咖啡、大蒜與蛋。其他已知

什麼原因導致？

- 家族史
- 疲勞
- 疲倦
- 壓力程度的改變
- 脫水
- 某些食物
- 咖啡因
- 月經
- 憤怒或興奮的極端情緒

的飲食誘發因子包括豆類、牛肉、柑橘類水果、玉米、油炸食物、堅果、豬肉、帶殼海鮮、茶、番茄、咖啡因以及人工甜味劑。

採用排除飲食法兩個星期，避開一般飲食中的誘發因子，然後重新把被排除的食物加入飲食中，一次一項，看看是否有什麼食物誘發了偏頭痛。持續寫下飲食日誌至少兩週，來找出其中的關聯性，或者持續更久的時間，讓紀錄涵蓋三次偏頭痛的發作，記住，誘發食物通常是在偏頭痛發作的前 24 ～ 28 小時內所吃下或喝下。所有可疑的相關食物都必須從飲食中排除，舉例來說，如果牛奶是可疑的誘發因子，那麼所有乳製品都要被排除。還有其他因子也都必須列入考量，像是工作壓力與月經週期的階段。

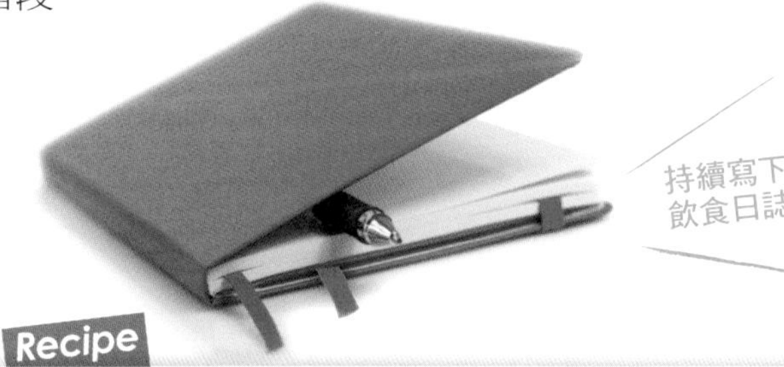

持續寫下飲食日誌

有用的營養補充品

- 在傳統的阿育吠陀療法中，把薑黃用來治療偏頭痛：加 1 茶匙的薑黃粉到溫水中，或服用膠囊形式的薑黃萃取物（薑黃素）。
- 鎂的營養補充品能減少偏頭痛發作的頻率。
- 維他命 B_2，又稱「核黃素」（riboflavin），服用高劑量（400 毫克）的維他命 B_2 可以使偏頭痛發作的頻率減半。

偏頭痛檢查表

- 喝足夠的液體來保持身體水分。
- 藉由少量多餐來減少引起低血糖症。
- 試著找出誘發偏頭痛的因子，並盡可能避免。

Recipe

菠菜炒地瓜（4 人份）

材料

2 湯匙的橄欖油
2 大顆地瓜，去皮切塊
1 茶匙的現磨薑黃粉
100 毫升的水
1 顆紅洋蔥，切碎
1 袋嫩波菜葉，洗淨
現磨黑胡椒

做法

- 把地瓜塊用橄欖油炒 10 分鐘。
- 加入薑黃、水與紅洋蔥，以小火烹煮，攪拌，直到水分揮發，馬鈴薯變軟。
- 加入嫩波菜葉，加熱至熟軟。以黑胡椒調味後即可端上桌。

前列腺肥大

Prostate enlargement

所有男性到了 60 歲，就有一半患有前列腺肥大，但並非所有人都會出現麻煩的症狀。飲食因素在前列腺的健康方面已經被證實扮演著關鍵的角色，因此取得足夠的適當營養極為重要。

前列腺是一種男性腺體，位於膀胱正下方，包圍著泌尿管（尿道）。從 40 ～ 50 歲左右開始，前列腺裡的細胞數目通常會增加，而且前列腺也會開始變大，稱為「良性前列腺增生」（benign prostatic hyperplasia, BPH）。前列腺的大小和形狀在男性 20 幾歲時就像一顆大栗子，到了 40 幾歲時，會越來越像一顆圓圓胖胖的杏桃，等到 60 幾歲時，就會接近一顆檸檬的大小，偶爾還會大到像葡萄柚一樣，但並不常見。到了 80 幾歲時，每五個男性就有四個出現前列腺肥大的跡象，雖然只有半數會繼續發展成有問題的症狀。

一般認為前列腺肥大是反應睪固酮（testosterone）、二氫睪固酮（dihydrotestosterone）與雌激素三種荷爾蒙之間隨年紀不斷改變的平衡狀態。當前列腺肥大時，會擠壓到穿過前列腺中葉的尿道，引起各種下尿路症狀，包括：

- 尿急
- 解尿費力
- 滴尿
- 頻尿
- 尿量細小
- 殘尿感
- 夜尿
- 排尿斷續
- 尿道不適

什麼原因導致？

- 年齡
- 家族史
- 肥胖
- 高脂飲食
- 不活潑
- 第二型糖尿病
- 高血壓

有幫助的食物

- 採取低脂的植物性飲食法，因為這樣做會有保護效果。採用傳統日式飲食或中式飲食（見 166 頁）的男性，會比採用西式飲食的人更不容易產生良性前列腺肥大的症狀，而且他們的前列腺通常也比較小。

- 攝取大量纖維，因為纖維會跟男性荷爾蒙結合，然後透過膽汁沖洗到腸道裡，藉此減少男性荷爾蒙的吸收。食物來源包括全穀物、全麥麵包、全麥義大利麵、豆子、蔬果以及下文提到的日式飲食。
- 增加鋅的攝取，鋅會主動濃縮在前列腺組織裡，並幫忙控制前列腺組織對荷爾蒙的敏感度。富含鋅的食物包括海鮮（尤其是牡蠣）、全穀物、麩穀、大蒜、南瓜籽與豆類。
- 多食用堅果與種子，因為它們含有製造前列腺素所需的必需脂肪酸，前列腺素是一種類荷爾蒙的物質，有益於前列腺的健康。傳統上，南瓜籽長久以來被用於治療前列腺的問題，也是良好的纖維來源。

前列腺健康檢查表

- 維持健康的體重，男性腰圍超過 109 公分，抱怨出現下尿路症狀的情況比擁有健康腰圍者多出一倍，而且有 38% 的機率會因良性前列腺肥大而接受開刀手術。
- 經常走路，每週走 2 ～ 3 小時的男性，罹患惱人良性前列腺肥大的機率比不常走路的人少 25%。
- 適度飲酒，研究發現，每天喝三杯酒的男性，罹患良性前列腺肥大的機率比戒酒的人少一半，因為酒精能減少睪固酮荷爾蒙的作用。

警告

假如你出現下尿路症狀，請就醫排除前列腺癌的可能。

注意 罹患良性前列腺肥大並不會增加罹患前列腺癌的風險。

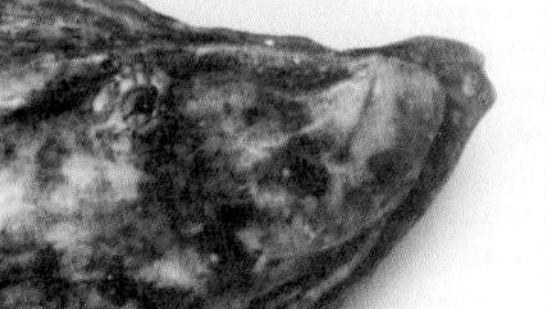

富含鋅的食物如牡蠣有助於調控攝護腺對荷爾蒙的敏感度

- 多吃番茄與番茄製成的食品，裡頭含有高量的茄紅素（紅色類胡蘿蔔色素）。體內擁有最多茄紅素的男性，罹患前列腺癌的機率，比體內含量最少的人少60%，顯示茄紅素對前列腺的健康有益。煮過的番茄（番茄醬、番茄醬汁）能提供最多的茄紅素。

你知道嗎？

前列腺會製造滋養精子的分泌物，而且會在射精期間像閥門一樣關閉膀胱通道。

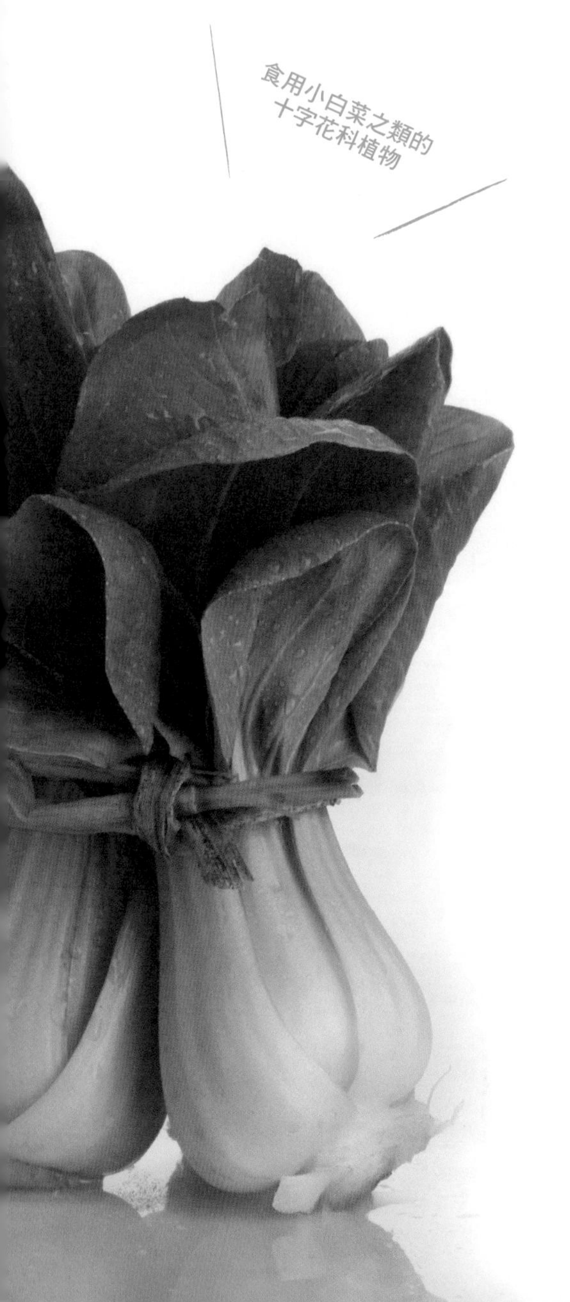

日式健康食譜

傳統的日式飲食為低脂（尤其是飽和脂肪酸）飲食，是由米食、黃豆產品（像是黃豆、黃豆粉、豆腐）以及魚所組成，同時還加上了豆科植物、穀物與十字花科植物（包括異國品種的高麗菜與蕪菁類植物，像是小白菜、球莖甘藍與大白菜）。飲食中富含弱植物荷爾蒙（像是異黃酮這種植物雌激素），能透過腸內益生菌把它轉換為具有生物活性的類荷爾蒙物質。有研究比較了日本男性與芬蘭男性血液中的植物雌激素值，發現日本人的量值高出了110倍之多。這個弱荷爾蒙足以媲美人類雌激素，能促進一種清除過量睪固酮的蛋白質（性荷爾蒙結合球蛋白）生成，並減少睪固酮對前列腺的作用。

該避免的食物

高脂的飲食方式會增加罹患良性前列腺肥大的風險。研究顯示，高量攝取牛肉產品的男性，罹患良性前列腺肥大的機率比低量攝取者高出 25%，高量攝取葵花籽油與玉米油這些 omega-6 油脂的人，其風險也比低量攝取者高出 17%。這個結果最有可能是因為這些脂肪酸是製造雄性激素這種性荷爾蒙的原料。

有用的營養補充品

- 鋅有助於調節前列腺對荷爾蒙的敏感度。
- 茄紅素對前列腺細胞的分裂具有保護力。
- 大豆異黃酮與改善前列腺健康有關。
- 益生菌的營養補充品能把飲食來源的大豆異黃酮加速轉換成更具活性的形式，稱為「雌馬酚」（equol）。
- 鋸棕櫚能夠減少睪固酮轉換成更強的二氫睪固酮，有助於縮小肥大前列腺的中心部位，減少夜尿需求。
- 蕁麻根（Stinging nettle roots）含有 β-植固醇和其他許多種固醇，常跟鋸棕櫚一起使用。
- 靈芝具有抗雄性激素的活性，有助於減少男性的下尿路症狀。
- 月見草油含有對前列腺健康有益的必需脂肪酸。

Recipe

番茄南瓜籽醬（4 人份）

材料

200 公克的南瓜籽
2 湯匙的南瓜籽油
2 湯匙的橄欖油
2 顆蒜瓣
1 顆無蠟檸檬的果皮屑和果汁
一把新鮮的羅勒葉
一把番茄乾
現磨黑胡椒

做法

- 所有食材放入食物調理機中，打成喜愛的麵醬稠度，再以黑胡椒調味並試味道。
- 與全麥義大利麵一起端上桌，或抹在新鮮番茄切片上，作成一道法式的開胃菜小點心。

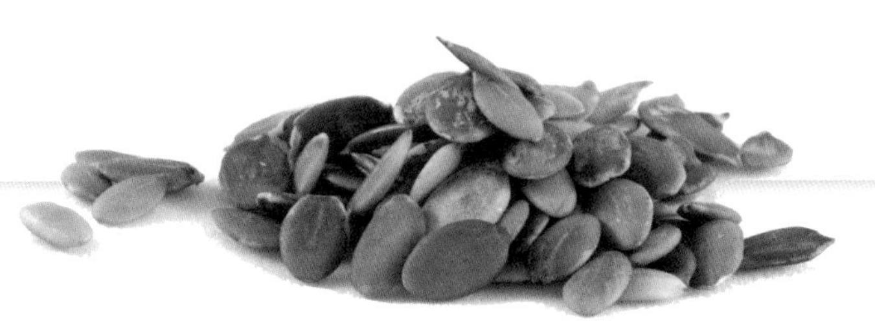

雷諾氏症 Raynaud's disease

據估計，有十五分之一的人口患有雷諾氏症，其中三分之二是女性。食用有益於改善血液循環的食物，對改善雷諾氏症會有幫助，所以要親近大蒜來改善你的血流！

雷諾氏症的情況是手指與腳趾的小動脈對寒冷過度敏感，於是出現收縮反應，造成血流嚴重減少，結果手指、腳趾都變得蒼白，並帶著刺痛麻木的感覺。等姍姍來遲的血流回流時，手指腳趾會由青色轉為亮紅，並伴隨疼痛與灼燒的不適感。多數的病例在剛發生時沒有明顯的症狀，可是一旦與其他特殊疾病（例如，硬皮症）產生關聯時，就會被認定為「雷諾氏現象」（Raynaud's phenomenom）。

一項針對 64 位雷諾氏症患者的研究指出，半數病患在後續追蹤的八年裡會發展出結締組織疾病（connective tissue disorder），例如，硬皮症這種抗體攻擊組織使皮膚變硬變厚的自體免疫情況。

什麼原因導致？

- 家族史
- 使用產生振動的動力工具
- 動脈疾病，例如，動脈粥樣硬化、凝血功能異常
- 結締組織疾病，例如，類風溼性關節炎、硬皮症、全身性紅斑狼瘡
- 某些處方藥劑，例如，β-阻斷劑

有幫助的食物

- 擁抱大蒜！大蒜對血管擴張與血液黏稠度具有益處，有助於改善小動脈與小靜脈的血液循環。研究顯示，大蒜能讓小動脈擴張 4.2%，而小靜脈則是 5.9%；藉此改善多達 50% 流向皮膚與甲褶的血流。使用相當於半顆蒜瓣的劑量後，能明顯減少血小板凝結長達三小時，從這方面來看，大蒜裡的某些成分跟阿斯匹靈一樣有效。

有用的營養補充品

- 銀杏萃取物與 omega-3 魚油能改善末梢血流。
- 維他命 E 的營養補充品具有抗氧化的作用，有助於減少小血管的痙攣。

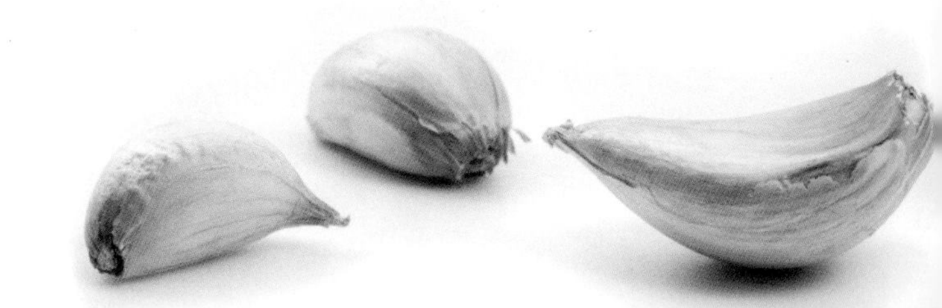

- 多吃富含油脂的魚類，例如，鮭魚、鯖魚或鯡魚，有助於降低血液黏稠度並改善末梢血液循環（參閱第 26 頁）。
- 食用薑，因為薑具有天然的暖身效果。
- 增加鎂的攝取，鎂對血液循環有好處，可以從豆類、堅果、全穀物、海鮮與深綠葉類蔬菜中取得。

雷諾氏症檢查表

- 盡可能保持手腳溫暖。
- 停止抽菸，抽菸會使小動脈更加收縮。
- 避免溫度上的驟變或劇變。

Recipe

鮭魚佐薑汁萊姆的香蒜蛋黃醬（4 人份）

材料

4 片鮭魚排

香蒜蛋黃醬的部分：

3 湯匙的低脂美奶滋
3 湯匙的低脂法式酸奶油
3 顆蒜瓣，壓碎
拇指大小的新鮮薑塊，磨碎
1 顆萊姆的果皮屑與果汁
現磨黑胡椒

做法

- 香蒜蛋黃醬（aioli）的製作是把鮭魚以外的所有食材混合在一塊，並攪拌均勻，調味後試試，再封起來送入冰箱冷藏 30 分鐘。
- 等待的同時，把烤肉架預熱至中火溫度，然後慢慢把鮭魚烤到剛好熟透，就可以搭配香蒜蛋黃醬一起端上桌。

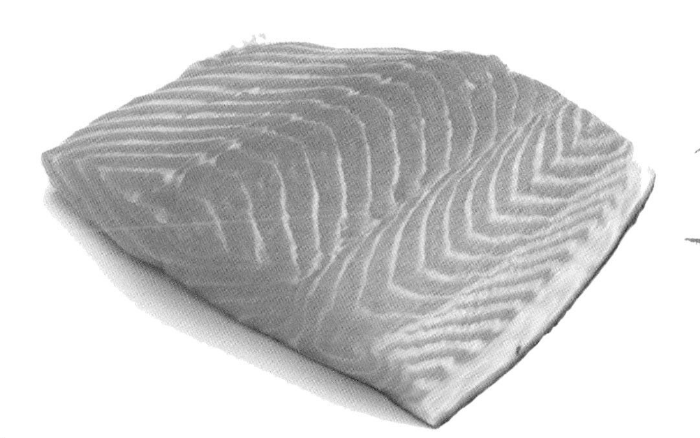

富含油脂的魚類
能改善血液循環

延伸閱讀｜莎拉・布魯爾醫生的其它著作推薦

Nutrition: A Beginner's Guide, Oneworld,
Live Longer Look Younger, Connections Book Publishing,
Death: A Survival Guide, Quercus,
Cut Your Stress, Quercus,
Essential Guide to Vitamins, Minerals and Herbal Supplements, Right Way,
The Human Body, Quercus,
Cut Your Cholesterol, Quercus,
Low-Cholesterol Cookbook for Dummies, Wiley,
Natural Health Guru: Overcoming Arthritis, Duncan Baird,
Natural Health Guru: Overcoming Asthma, Duncan Baird,
Natural Health Guru: Overcoming High Blood Pressure, Duncan Baird,
Natural Health Guru: Overcoming Diabetes, Duncan Baird,
Menopause for Dummies, Wiley,
Thyroid for Dummies, Wiley,
Arthritis for Dummies, Wiley,
Natural Approaches to Diabetes, Piatkus,
Intimate Relations: Living and Loving in Later Life, Age Concern,
The Total Detox Plan, Carlton, ,

索引

藍色頁碼為標題篇章；
食譜標題為綠字

致謝

感謝每一位為本書所探討之見解提供研究論文與資訊的人，你們幫了我很大的忙。

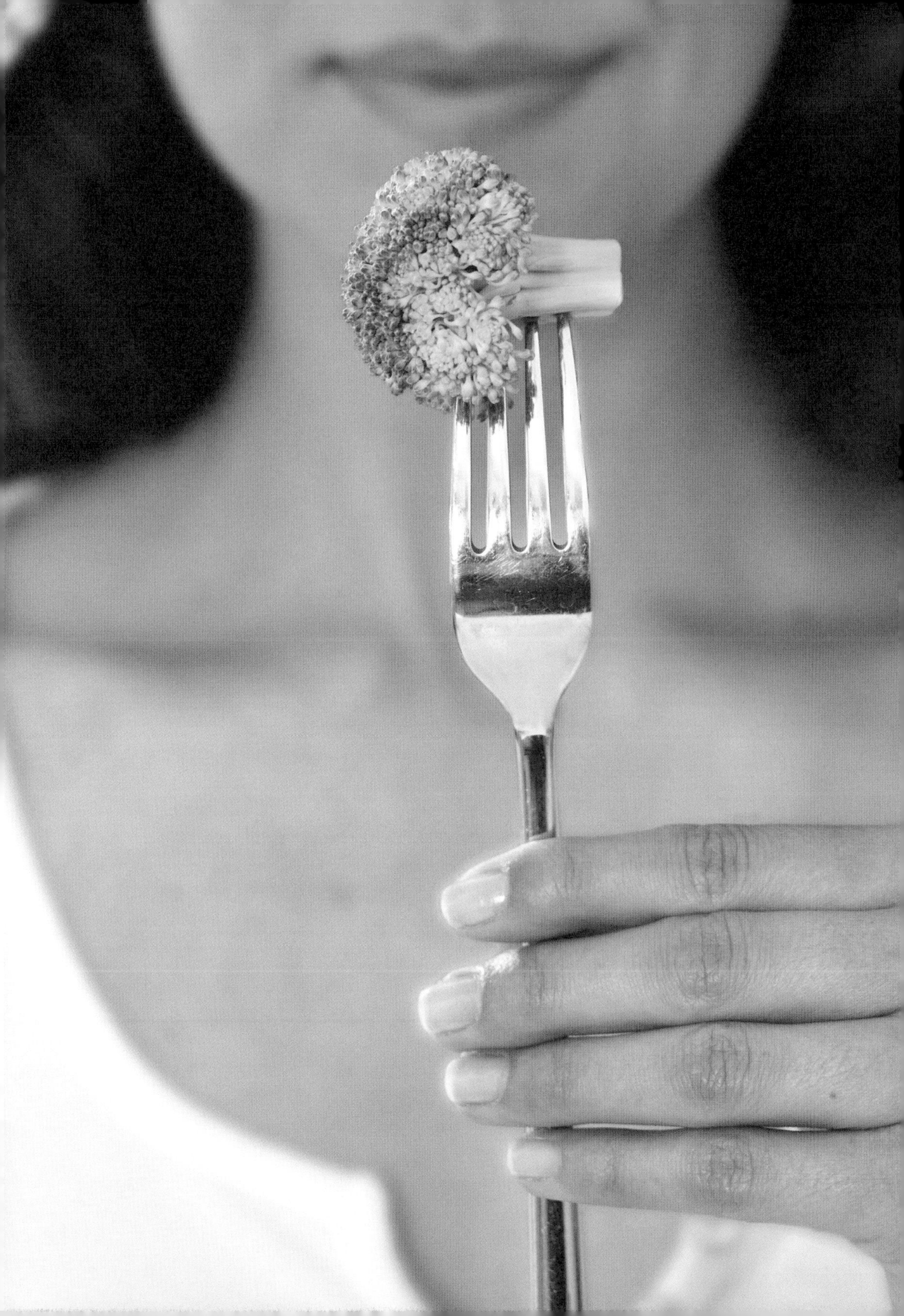

發現食物的超能力：
莎拉．布魯爾醫生的食療處方籤

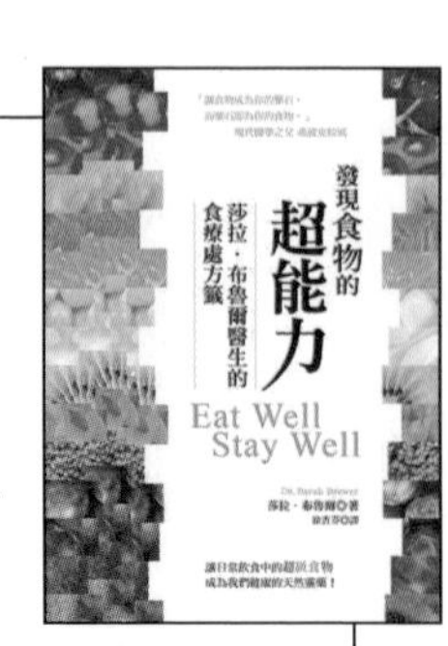

作者　莎拉．布魯爾（Sarah Brewer）
譯者　徐杏芬

發行人　林敬彬
主編　楊安瑜
副主編　黃谷光
責任編輯　黃谷光
內頁編排　吳海妘
封面設計　彭子馨（Lammy Design）
編輯協力　陳于雯、曾國堯
出版　大都會文化事業有限公司
發行　大都會文化事業有限公司
11051台北市信義區基隆路一段432號4樓之9
讀者服務專線：（02）27235216
讀者服務傳真：（02）27235220
電子郵件信箱：metro@ms21.hinet.net
網　　址：www.metrobook.com.tw

郵政劃撥　14050529 大都會文化事業有限公司
出版日期　2016年10月初版一刷
定價　380元
ISBN　978-986-5719-82-1
書號　Health+93

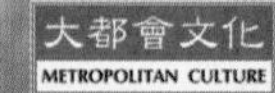

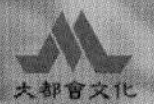

國家圖書館出版品預行編目（CIP）資料

發現食物的超能力：莎拉.布魯爾醫生的食療處方籤 / 莎拉.布魯爾著；徐杏芬譯. -- 初版. -- 臺北市：大都會文化, 2016.10
176面；17×23公分

ISBN 978-986-5719-82-1（平裝）

1.食療

418.91　　105010263